All you have is now; only the present is powerful. The basic concepts and practices of mindfulness presented in this book are based on 5000 years of teachings passed down by my ancestors. These teachings are based on Nirmal Method, derived from the ancient wisdom of superior life sciences. It can help each one of us regain the balance of body and mind in our daily life.

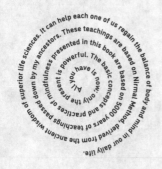

心が整う マインドフルネス入門

エグゼクティブが実践する
ニーマルメソッド®

ニーマル・ラージ・ギャワリ

How to approach a joyful mind
through MINDFULNESS practice for beginners.

はじめに

あなたが、この本を手に取ってくださった理由は、何でしょうか。

マインドフルネスに興味があるから？　それとも、本のタイトルの「心が整う」という言葉に惹《ひ》かれたから？

世の中には、仕事のスキルアップ術やお金を稼ぐ方法、最先端のＩＴハックなど、ビジネスパーソン向けのさまざまな情報があふれています。そのなかからこの本を選んでくださったあなたは、もしかしたら、あなた自身のあり方や、あなたを取り巻く状況に、何らかの違和感を覚えているのかもしれませんね。現状に大きな不満を抱いているわけではないけれど、決して満たされているわけでもない、そんなモヤモヤを抱えている人もいるかもしれません。

「本当にこのままでいいのだろうか？」という思いが頭の中をかすめながらも、朝はバタバタと出かける準備をし、満員電車ですし詰めになり、日中は仕事に忙殺され、またいつものように家路を急ぎ、夜が更けていく。あるいは、リモートワークが定着した影響で、仕事とプライベートの境界が曖昧になり、朝起きてから夜寝るまで、常に仕事のことが頭から離れない。

そんなふうに繰り返される日々のなかで、あなたはきっと、何らかの変化を求めているのではないでしょうか。

ようこそ、マインドフルネスの世界へ。

あなたは大丈夫です。なぜなら、もう「気づいた」のだから。

私たち人間の脳は、1回呼吸をするたびに、3つの思考を働かせるといわれています。思考の8割は無意識に行われているので、実は私たちの気づかないうちに、一日あたり6万(!)もの思考が、私たちの頭の中を巡っているのです。

しかも、アメリカの市場調査会社IDCのリサーチによると、2020年の全世界のデジタルデータの総量は、2000年の約1万倍に増えているそうです。

つまり、私たちの脳はただでさえ思考でいっぱいなのに、日々、情報の洪水にのまれて、もはや想像が及ばないほどの力でフル稼働しているわけです。

電車に乗ると反射的にスマートフォンを取り出し、ＳＮＳや動画サイトを観《み》る人、ゲームに熱中する人はとても多いですよね。動画配信サービスの映画やドラマを何も考えずに何時間も観てしまう、という人も少なくありません。

これは、情報の荒波に無防備でダイブしているようなもの。現代を生きる人の多くは、偏った情報や自分にとって不必要な情報の波にのまれて、その人が本来目指すべきゴールとは違う方向に流されてしまっています。しかも、ほとんどの人がそのことに気づいていません。

夜にベッドに入ってもなかなか寝つけない、寝ても疲れが取れない、朝の目覚めが悪い。こういった不調を感じている人は、もしかしたら、外側の刺激を味わうことが癖になり、知らず知らずのうちに、情報の波に流されているのかもしれません。

例えば、パソコンにたくさんのデータをダウンロードし、それらをずっと溜《た》め込んだままでいると、パソコンの動作が遅くなったり、フリーズしやすくなったりします。みなさんもご自身のパソコンに不具合が起きないように、ときどきは不要なデータやバックアップ済みのデータを削除しているのではないでしょうか。
私たちの脳も同じように、情報を整理する必要があります。

まずは、情報の洪水にのまれて過ごす時間を、ほんの少しでも減らすこと。外側の刺激を味わうのは楽しいものですが、それは一時的な喜びにすぎません。人生にとって本当に大切なのは、自らを成長させていくことです。そのためには、フル稼働している脳を休ませて、自分自身の内側と向き合う時間を取る必要があります。

それから、「あんなこと、しなければよかった」という後悔や、「この先、どうなってしまうんだろう」という不安。これらも、脳にとっては不要な情報です。既に終わった過去や、まだやってこない未来のことを、いくら考えても意味がありません。あなたの力が及ぶのは、このたった「今」だけなのですから。

マインドフルネスを実践し、「今」に意識を向ける。
すると脳が休まり、あなたの内側にあるさまざまな力が引き出されます。
その結果、あなたの日常が、よりよい方向へと変わり始めます。

マインドフルネスは1970年代に世の中に広まったものですが、そのコンセプトははるか昔から存在しています。ヒマラヤ地域で5000年以上の歴史を持つヴェーダ哲学の叡智《えいち》のひとつである、瞑想《めいそう》を実践するためのテクニックでもあります。

近年では世界中の多くの先進的な企業が社内教育などに取り入れ、また最先端の科学でもその効果が証明されてきています。

私はネパールの瞑想家の家系に生まれ、9歳から祖父のもとでハタヨガの研鑽《けんさん》を積み、15歳からネパールの王族やエスタブリッシュメントの人々にヨガを教え始めました。22歳でハタヨガメディテーションとアーユルヴェーダの博士号を取得。世界20カ国でトップエグゼクティブやセレブリティの方々を中心に瞑想やヨガを教え、2003年からは日本を拠点に活動しています。

この本で紹介しているマインドフルネスの基本的な考え方と実践法は、私が先祖から受け継いだ5000年続く教えを現代の人たちが理解しやすいようにブラッシュアップした、ニーマルメソッド®に基づいています。

古代から続く優れた生命科学の知恵から導き出したメソッドであり、現代の忙しい日常生活においても、私たち一人ひとりが心身のバランスを取り戻し、本来あるべき姿のままで生きられることを目指す、いわば、幸せに生きていくための手引きです。

マインドフルネスを習慣づけると、まず、自分自身が変わります。それにつられるようにして、仕事や人間関係が好転し、人生への満足度が高まっていきます。

このことが事実だということを、私のもとで学んでくださっている数多くのビジネスパーソンが証明してくれています。

あなたもぜひ、この本を通して、マインドフルネスの持つ素晴らしい効果を実感していただけたらうれしいです。

ニーマル・ラージ・ギャワリ

目次

はじめに 002

第1章 理論

マインドフルネスで得られる効果とは 014
Practicing mindfulness gives us deep rooted benefits

仕事も人間関係もうまくいく
マインドフルネスの10の効果 015

効果 1 脳の緊張が取れる
効果 2 ストレスが軽減する
効果 3 集中力がアップする
効果 4 判断力が高まる
効果 5 やる気が出る
効果 6 クリエイティビティが増大する
効果 7 コミュニケーション力が上がる
効果 8 忍耐力がつく
効果 9 古きよき日本の精神性を取り戻す
効果 10 自分の道が見えてくる

コラム 世界のビジネスや教育の現場で
マインドフルネスの導入が加速中 043

第2章――実践

まずは「気づき」の力を高めよう　044
We are born to raise our level of awareness

能動的な行動は「気づき」から生まれる　045

日常の行為を意識的に行う練習で「気づき」の力はおのずと高まる　052

「気づき」の力を高める5つの練習法　056

練習―1　マインドフルネスに歯を磨く

練習―2　マインドフルネスにシャワーを浴びる

練習―3　マインドフルネスにコーヒーを飲む

練習―4　マインドフルネスに食べる

練習―5　マインドフルネスに歩く

インタビュー―株式会社ウカ 代表取締役CEO 渡邉 弘幸さん　068

第3章 — 実践

ポジティブ思考を習慣づける

Making a habit of positive thinking helps get rid of negativity

人間は放っておくと
どんどんネガティブになっていく 070

ネガティブな状態であることに気づき
ポジティブに転換していく 071

ポジティブ思考を習慣づける8つの方法 074

方法—1 朝、感謝の気持ちを持つ
方法—2 アファメーションで一日を始める
方法—3 たとえ小さなことでも、いいことに意識を向ける
方法—4 嫌なことがあったら、ユーモアで切り替える
方法—5 失敗を学びのレッスンにする
方法—6 頭の中のネガティブな独り言をポジティブに変える
方法—7 過去や未来にとらわれず、「今」に集中する
方法—8 サポートし合える仲間を見つけ、自分を勇気づける 081

インタビュー――ITジャーナリスト 林 信行さん 092

第4章――実践

本来の能力を発揮し続けるために
How to reach your full potential and be aligned with yourself 094

本来の自分をキープする努力が必要 095
自分と向き合う時間が、本来の自分を保つ 107
自分の内側と向き合う時間を持つ練習 112
Step 1（身体を観察する）
Step 2（思考を観察する）
Step 3（感情を観察する）

コラム――最先端の脳科学研究もマインドフルネスに注目 114

第5章 —— 実践

瞑想で潜在能力を引き出し、さらなる成長へ　116
Unlock your potential through practicing meditation regularly

マインドフルネスと瞑想の両方を行うと無限の可能性が開く　117

呼吸法と瞑想で脳の疲れをリセットしよう　123

レッスン一　片鼻呼吸で心を整える　128

レッスン一　心が静けさを取り戻す、沈黙の瞑想　132

インタビュー ―― 株式会社ビームス 代表取締役 設楽 洋さん　134

第6章——応用

ビジネスの悩みをマインドフルネスで解決！ 136

Being mindful helps solve business problems

悩み—1 自分のスキルに不安がある

悩み—2 収入を増やしたい

悩み—3 やりがいを見いだせない

悩み—4 職場に苦手な人がいる

悩み—5 忙しくて休みが足りない

おわりに 156

第1章——理論

マインドフルネスで得られる効果とは

Chapter 1

Practicing mindfulness gives us deep rooted benefits

仕事も人間関係もうまくいく
マインドフルネスの10の効果

マインドフルネスとは?

マインドフルネスという言葉は知っていても、実際にはどういうものかよくわからない。瞑想とどこが違うの？　そんな方も多いかもしれませんね。

マインドフルネスとは、自分が今やっていることや今ここで起こっていることに完全に集中している状態のことです。過去や未来のことを考えるのではなく、「今、ここ」に完全に意識が向いている状態を指します。常に「気づいている」状態、と言い換えることもできます。

現代人の頭の中は考えごとばかりで忙しく、脳は常にフル稼働しています。マインドフルネスを行うと、脳の緊張が取れる、ストレスが軽減する、集中力が増すなど、数々のうれしい効果を得られます。

近年、特にビジネスの世界では、マインドフルネスはセルフマネジメント力を高めるためのツールとして人気を集めています。ウェルビーイングへの意識が高いアメリカでは、マインドフルネスはもはや、ビジネスパーソンにとって欠かせないもの。グーグルやヤフー、メタ（旧フェイスブック）、ゴールドマン・サックスといったグローバル企業が社内研修などに導入していることは、みなさんもご存じでしょう。

また、アップルウオッチの最新ＯＳにマインドフルネスアプリが搭載されていることからも、多くの人々がセルフケアのために日常的に取り入れているものであることがわかります。

まず第1章では、マインドフルネスを実践することでどういった効果が得られるのかについて、見ていきましょう。

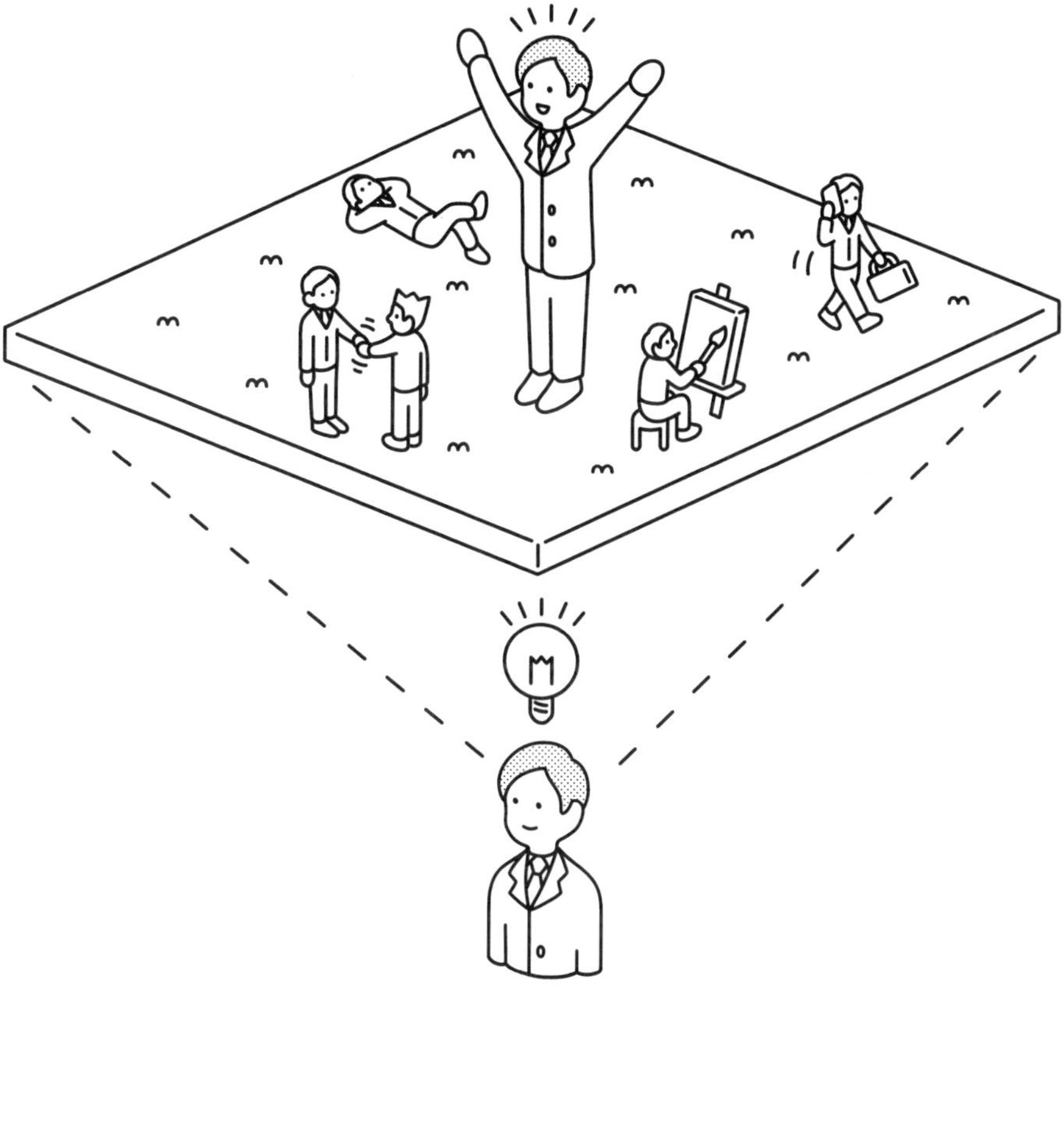

効果 1

脳の緊張が取れる

脳には生命維持や運動などのはたらきのほか、外側からの情報を知覚する、考える、判断する、記憶するといった知的活動を行う機能があります。

知的活動のことを、私たちはよく「頭を使う」というふうに表現します。私たちは常に頭を使いながら、物事を整理したり、誰かと会話をしたり、テレビやインターネットから情報を得たりして、日常生活を送っています。

ですから、人間にとって頭を使うことはごく自然なことであり、欠かせない行為です。

ただし、現代人は頭を使いすぎている状態にあります。特にコロナ禍の2020年以降はリモートワークの増加でオンとオフをうまく切り替えられず、1日24時間ほぼ仕事のことを考えている、なんて人も少なくないのではないでしょうか。

これはスマホにたとえると、アプリをいくつも立ち上げっぱなしにしているようなもの。すると、どうなりますか？　バッテリーの消耗が速くなったり、動作が鈍くなったりして、自分の思いどおりにスムーズに使うことができなくなってしまいます。

私たち人間も同じように、頭を使いすぎていると、脳が疲労し、パフォーマンスがどんどん下がってしまいます。

マインドフルネスは、「今、ここ」に意識を完全に集中すること。食べる、飲む、本を読む、メールを打つなど、自分が今やっていることだけに意識を合わせ続けます。それ以外のことに気を取られることはありません。

これは先程のスマホのたとえで言うと、ひとつのアプリだけが動いている状態。他のアプリは立ち上がっていないので、その分、メモリやバッテリーを休ませることができます。

つまり、**日常の作業や行為をマインドフルネスに行えば、その間、私たちの脳は休むことができる**という

マインドフルネスの効果エビデンス

不安や心配などを緩和し、リラックス効果のある幸せホルモン、オキシトシンが増える

マインドフルネスセッションにより、非体験の対照群と比べてオキシトシンが増加することがわかったと、日本の研究者が発表。

【出典】National Library of Medicine - National Institutes of Health
"A novel role of oxytocin: Oxytocin-induced well-being in humans" Etsuro Ito, Rei Shima, and Tohru Yoshioka. Aug 24; 2019

こと。常にフル回転で緊張状態にある脳を、リラックスさせることができるのです。

効果 ― 2

ストレスが軽減する

人間が抱えるストレスには2つの種類があります。

ひとつは、肉体的なストレス。間違った姿勢や歩き方、負担のかかるルーティンなどに起因し、肩こりや腰痛、足のむくみ、ドライアイといった身体的な痛みや違和感、疲労を伴います。もうひとつは、精神的なストレス。仕事でプレッシャーを感じたときや人間関係で悩んだとき、きつい言葉で傷つけられたとき、大きな喪失を体験したときなどに起こります。

どちらのストレスも蓄積されていくと不調や病気の原因となりますが、現代人にとっては特に、精神的なストレスが強烈なダメージとなります。それだけに、精神的なストレスを減らすことができれば、リラックスした状態を保ちやすくなると言えるでしょう。

これらのストレスは脳に蓄積されていくので、**私たちが健やかに生きていくには、脳にたまっているストレスを日頃から意識的にリセットしていくことが大切**です。

長い距離を歩き続けると足や腰に疲れが出るように、ストレスは、特定のパートを使いすぎることによってたまっていきます。脳も延々と働き続けると、次第に疲れて、ストレスが増えていきます。

「今日は丸一日たいしたことをしなかったのに、なんだか疲れたなぁ……」という日はありませんか？　それは、脳が疲れている証拠。駅のホームや電車の中で反射的にスマホを見たり、ロクに観るわけでもないのにテレビや動画サイトをつけっぱなしにしたりなど、私たちは日常生活のなかで無意識のうちに、大量の情報を脳に注《つ》ぎ込んでいます。

それはつまり、自分でも気づかないうちに、脳を酷使し続けているということ。そこへさらに、仕事や人間関係のトラブルなど、外的要因によるストレスが頻

マインドフルネスの効果エビデンス

ストレスホルモンと言われるコルチゾールが減少

ドイツのベルリンにある機関、マックスプランク人間認知脳科学研究所とマックスプランク社会神経科学研究グループによる研究結果。髪の毛に含まれるコルチゾールの量の測定をしたところ、マインドフルネスを実施している人から検出されるコルチゾールの量が平均25％減っていた。

【出典】Neuroscience News.com
"Hair Samples Show Meditation Training Reduces Long-Term Stress"
October 9, 2021

繁にのしかかっているとしたら……私たちの脳は、私たちが思っている以上に疲れている、ということが想像できるでしょう。

マインドフルネスは、いわば、脳を休ませる時間です。「脳をひとつのことに集中させると、むしろ疲れるのでは？」と疑問に思う方もいらっしゃるかもしれませんが、逆です。あれをやらなきゃ、これも気になる、いやそっちも、と四方八方に気が散っていて注意力散漫な状態のときこそ、脳はいちばん疲れます。パソコンの画面上にウインドウがたくさん開いている状態で仕事をしようとすると、あっちこっちをよそ見して、目も頭も疲れてしまうのと同じです。

ひとつのウインドウだけを残してあとは全部閉じれば、目が完全にそのウインドウへと向き、仕事をスムーズに進めることができます。同じように、**意識をひとつのことだけに集中させるほうが、脳へのストレスは減る**のです。

効果 3

集中力がアップする

私たちの脳はマルチタスクができない、という事実をご存じでしょうか。

特にビジネスシーンにおいては、いくつもの案件を同時にこなしたほうが効率がよいと考えている人は少なくないでしょう。電話で会話をしながらメールをチェックする、会議で議論をしながら明日のスケジュールを考えるなど、2つ以上のことを同時に行うのが常態化している人も多いかと思います。

ですが、実際にはすべての作業は、同時には行われていません。脳がものすごいスピードでそれらを切り替えながら、進めているだけのことなのです。

例えば、あなたが自宅で夕食を食べながら、スマホでメールを打ち、同時に家族とおしゃべりしているとします。このとき、脳内は「食べる」「メールする」「おしゃべりする」の3つを高速で行ったり来たりしています。本人はマルチタスクしているつもりでも、実際には同時にできることではありません。

私たちの身体《からだ》に置き換えてイメージしてみると、ダイニングとリビングとワークスペースの3部屋を大急ぎでぐるぐる走り回っているようなものですから……疲れますよね(笑)。

複数のことを同時に行おうとすると、当然ながら、一つひとつに100パーセントの力を費やすことはできません。先程のたとえで言うなら、「食べる」に30パーセント、「メールする」に30パーセント、「おしゃべりする」に40パーセント、といった具合です。

そんなふうにパワーを分散して使う状態が常態化すると、もの忘れやうっかりミスがポロポロと出てくることも。誰かとのアポイントメントをすっかり忘れてしまったり、自分で入力したはずのスケジュールが何のことだか思い出せなかったりするのは、マルチタスクの弊害の可能性もあります。

本当の意味で効率を上げたいなら、マルチタスクをしようと頑張るのではなく、シングルタスクに集中するべきです。

とはいえ、いくつもの仕事を並行して進めなくてはならないときもありますよね。そんなときに役に立つのが、マインドフルネスです。

マインドフルネスこそ、目の前の一つひとつのことに100パーセントの力を費やすこと。先程の例で言うと、まずはマインドフルネスに食べて、次にマインドフルネスにメールして、マインドフルネスに家族とおしゃべりする。そうすれば、全部に対して１００パーセントの力を発揮することができます。すると、**一つひとつにかける時間を短縮でき、中身の精度もグンとアップ**します。

この本の第2章以降で紹介する、日常生活のなかでマインドフルネスな状態でいる練習を続けると、集中力が高まり、その結果、効率が上がります。みなさんもぜひご自身でトライして、効果を実感してみてください。

効果 4 判断力が高まる

このまま進むのか、ここでやめるのか、それとも別の道を探すのか。いくつかの選択肢を前にしたとき、判断材料として的確な情報を入手することができれば、自分が今何をするべきかを決断するのはそう難しくはありません。

困るのは、情報が曖昧だったり圧倒的に足りなかったりして、信ぴょう性に欠けるときです。そうなると、その時点ではまだ判断ができませんから、不安になり、追加であれもこれもと情報をたくさん仕入れようとします。すると、今度は情報が集まりすぎて、一つひとつを精査するのに時間や手間がかかり、判断するのがますます遅れます。そうこうしているうちに、タイミングを逃してしまうこともあるかもしれません。

判断力を高めるには、自分にとって本当に必要な情報が最小限の量だけ届くように、フィルターをかけることが大切です。

例えば、大きな会社の社長は、通常、現場の人たちと直接は話しません。もちろん、現場の人たちのケアやコミュニケーションを目的に交流することはあるでしょうが、現場からの声を吸い上げたり、逆に現場に指示を出したりといった日常的なやり取りは、社長室

マインドフルネスの効果エビデンス

判断力に関わる前頭部の皮質が増す

長期にわたるマインドフルネスと瞑想の実験により、特に前頭前皮質《ぜんとうぜんひしつ》や右島皮質といった、注意、内受容（身体内部の状態の知覚）、感覚処理に関連する脳領域で、皮質の厚みが増すという研究がある。

【出典】Neuroscience News.com
"Unleashing the Mind:The Neuroscience of Meditation and its Impact on Memory" June 7,2023

の部下を通して行うのが基本です。

社長室は、まさにフィルターのような存在。日々どんどん届く案件の数々を、社長に判断してもらう必要があるものとそうでないものとに選《よ》り分けて、前者のみを社長に報告し、後者は現場レベルで解決するように動く、という役割を担っています。優秀な社長の下には必ずといっていいほど、優秀な社長室のスタッフがいるものです。

これらはすべて、私たちの脳の中で起きていることと同じ。つまり、**あなたが判断力を上げていきたいと思うなら、まずは、情報を精査するためのフィルターの機能を高めていくべき**なのです。

そのためにとても役立つのが、マインドフルネスです。

マインドフルネスな状態でいられるようになると、「気づき」のレベルが上がり、リテラシーが高まります。すると、どんな情報に対しても、その情報はいつ誰がどんな意図を持って出したものなのかなど、精度や鮮度を読み取ることができるようになるので、必要な情報だけをピックアップできるようになります。

その結果、物事をスムーズに判断できるようになる、というわけです。

効果―5

やる気が出る

これは、先程お話しした「集中力がアップする」「判断力が高まる」という2つの効果に関連するものです。

ビジネスはもちろんすべてにおいて、正しい判断ができなかったり、注意力が散漫だったりすると、物事はうまくいきません。たとえ全滅ではなかったとしても、10個の案件のうち、うまくいったのは2個だけで、残りの8個は失敗だった、など。すると、「次もまた失敗するかも」「どうせうまくいかない」というネガティブな思い込みに縛られて、やる気が失《う》せてしまいます。

一方、**マインドフルネスを実践すると、判断力も集中力も高まるので、10個の案件中、7個、8個くらいは成功するようになっていきます。**おのずと、モチベーションもアップします。

「え？　10個全部じゃないの？」と思う人もいるかもしれませんね。ですが、この世の中、全部をあなたひとりの力で動かせるわけではありません。100パーセントうまくいくというのはなかなかないことですし、あなたが「成し遂げたい」と決めたことの7割か8割を達成できたら十分です。

これは余談ですが、自然界ですら、5パーセントのエラーはつきものです。自然も宇宙も、100回のうち5回くらいは間違えたり、失敗したりする。人間も自然の一部ですから、完璧であることは不可能なんですね。

話を戻すと、ビジネスというのは意思決定の連続です。立場が上であればあるほど、日々、小さなものから大きなものまで決断していかなくてはなりません。それなのに、10個のうち8個も間違えたら、どうなりますか？　もちろん、やる気も出ないでしょうし、ビジネスが立ち行かなくなってしまいます。

反対に、10個のうち8個程度はうまくいく状態が続くようになれば、毎日、いい手ごたえを感じながら「よし、明日も頑張ろう」とモチベーションを高めていくことができます。「2つくらいうまくいかないのは仕方ない」と流せる楽観性や寛容さもキープできるようになるでしょう。

効果 ― 6

クリエイティビティが増大する

クリエイティビティとは、独自の発想で新しいものを生み出す力のことです。今までになかったサービスを生み出したり、これまで誰も思いつかなかったやり方を編み出したりするには、クリエイティビティが必要となります。

ビジネスでは、世の中に新しい価値や体験を提供することが大事ですから、クリエイティビティには常に磨きをかけておきたいものですよね。では、どうしたらクリエイティビティを開花できるのでしょうか。

そもそも、クリエイティビティは学ぶことによって得られるものではありません。また、必死に頭で考えれば発揮されるというものでもありません。

どういうことなのか、説明しましょう。

私たちはお母さんのお腹《なか》から外の世界に出てくると、外の世界で生きていくために必要なものを吸収し始めます。呼吸やミルクから酸素や栄養を身体に取り入れるように、感情や意思を伝達する方法や、他者とコミュニケーションを取るためのスキルなども、周りの人たちから学び、記憶していきます。

私たちの脳は言わば、そういった無数のデータを取り込んだハードディスクのようなもの。たくさんの情報を記録していますが、そこにある情報はすべて、世の中に既に存在するものから学んだり、集めたりしたものです。

そうではなくて、世の中にまだ存在していないもの、つまり、自分のハードディスクの中にはないものを生み出すのがクリエイティビティの力。ハードディスク内にあふれる大量のデータといくら懸命に向き合ったところで、今まで見たことのない新しいものは作り出せないのです。

「そんなことはありません。私は情報をたくさん集めて、それをもとに頭を働かせて必死で考えて、今までにないものを生み出しました」と反論する人もいるでしょう。それは残念ながら、模倣にすぎません。そのアイデアに類似したものをあなたがたまたま見たり聞いたりしたことがないだけで、私たちが頭で考えて生み出したものはすべて、オリジナルではあり得ないのです。

だとすれば、私たちのクリエイティビティをもっと輝かせるには、どうしたらよいのでしょうか。

実は、**クリエイティビティは本来、私たちが自然のなかに身を置き、脳をすっかり休ませているときに生まれる**ものです。

それはたとえるなら、青空の下、爽やかな風が吹く草原に仰向《あおむ》けに寝転んで、自然の心地よさを感じながら、リラックスしているような状態のこと。時間にゆとりがあり、空間にもゆとりがあり、そして心にゆとりがあるときに、今までになかったものがパッとひらめく、あるいは、どこからか降りてくるようなことが起きるのです。

脳が休んでいる状態というのは、私たちがハードディスクにたくさんの情報を取り込む前の状態、つまり、赤ちゃんの状態に似ています。赤ちゃんは恐れを知らない、自由な存在。怖いもの知らずで、何でもやろうとするし、どこにでも行こうとします。それが成長とともに脳が発達していくにつれて、社会性が身につく一方で、恐れや不安の感情を抱くようになります。

あなたも、子どものころは今よりずっと無鉄砲だったのではありませんか？　振り返ってみると「よく、あんなに無謀なことができたな」とあきれるような経験のひとつやふたつはあるのではないでしょうか。

クリエイティビティの開花とは、大人の知恵に赤ちゃんの奔放さが加わるようなものです。正しい知識や良識を備えながらも、いつだって自由でいられる。脳を休ませてあげれば、そんな魅力的な人になれるのです。

マインドフルネスの効果エビデンス

クリエイティビティの幅が広がった

アメリカのハーバード大学がオランダにあるエラスムス・ロッテルダム大学にて行った実験。さまざまなタイプの人を集めたブレインストーミングでマインドフルネス瞑想の効果を測定したところ、マインドフルネス瞑想の実施者が最も多様な回答結果を導き出した。

【出典】Harvard Business Review
"Can 10 Minutes of Meditation Make You More Creative?"
Emma Schootstra, Dirk Deichmann, and Evgenia Dolgova. August 29,2017

では、朝から晩まで頭をフル回転しながら忙しく働いている人が、休みの日に草むらに寝転んで青空を眺めるだけでクリエイティブな人になれるのかというと、そうではありません。そういう人はおそらく、空を眺めているうちにいつのまにか考えごとをしてしまうか、気づいたら眠ってしまっているかのどちらかでしょう。

私たちの思考のパワーは強力です。脳を休めるつもりで寝転んだとしても、ついつい仕事のことや気になっていることが頭に浮かんできて、意識がすっかりそっちに向いてしまい、結局は脳が忙しく働いている状態に。それでは、クリエイティビティが生まれてくる余地はありません。

大切なのは、**普段からマインドフルネスの練習をしておくこと。そうすれば、自分の思考をコントロールできるようになります。**青空の下で寝転んでいるときに、ふと考えごとが頭に浮かんだとしても、「あ、考えごとをしてしまったな」と気づくことができれば、「考えるのはあとにして、この時間は自然の豊かさを味わおう」と、意識を空や風や草むらの気持ちよさへと戻すことができるのです。

効果 7

コミュニケーション力が上がる

忙しくて余裕がないときやタスクが多すぎて気が散っているとき、私たちはすべてを大雑把に捉えてしまいがちです。脳が自分のことで精いっぱいだと、物事を正確に見る力がダウンしてしまいます。すると、ネガティブな側面にばかり目が行き、「あそこの部署は仕事ができない人間ばかりだ」「社会が全部悪い」など、すべてに対する見方が粗雑になります。そんな状態では、よいコミュニケーションは生まれません。

あるいは、相手を全否定せずとも、「プレゼンの準備でバタバタしているときに部下から話しかけられて、イラついた態度を取ってしまった」「自分も仕事で疲れているのに、帰宅後にパートナーから職場の愚痴を聞かされて、ついケンカに発展」など、自分の余裕のなさが原因でコミュニケーションがうまくいかなくなることは、よくあることでしょう。

マインドフルネスを身につけると、細部にまできちんと意識を向ける力がつきます。それぞれの物事に含まれる最重要ポイントを瞬時に理解できるレベルにまで能力が上がりますから、「この人はさっきからあれこれ言っているけど、いちばん言いたいのはこういうことだな」「相手の最大の強みとフォローすべき点はここだ」など、**相手のことをよく見たうえで、的を射たコミュニケーションができるようになっていきます。**

相手が何を求めているのかがわかれば、自分がどう行動すればいいのかもおのずと見えてきます。例えば、自分の仕事に集中しているときに部下に話しかけられたら、頭をサッと切り替えて、上司としての立場で相手と向き合う。自宅に帰ったら、仕事のことはいったん忘れて、家族の一員としてのモードに入るなど。

そんなふうに、自分を上手にスイッチできるようになるので、ストレスが減り、どんどんラクになっていきますよ。

マインドフルネスの効果エビデンス

思いやり、内省に関わる灰《かい》白《はく》質《しつ》密度が増加した

アメリカのマサチューセッツ大学のマインドフルネスセンターによる、8週間にわたるマインドフルネスに基づくストレス低減（MBSR）プログラム研究で、脳を調べたところ、マインドフルネスや瞑想に関連した部位において違いが見られた。思いやり、内省に関連する構造で、灰白質密度が増加していることが判明した。

【出典】The Harvard Gazette Health and Medicine
"Eight weeks to a better brain" Sue McGreevey. January 21, 2011

効果 8

忍耐力がつく

誰かと2人で会話をしているとき、相手の話を聞いている途中で疑問点や意見が浮かんできたら、あなたはどうしますか？　話を遮って相手に質問する？　それとも、相手の話が終わってから質問しますか？

誰でも自分の話を遮られたら、いい気分はしませんよね。マインドフルネスが身につくと、相手の話の途中で何か言いたくなっても、「まずは相手の話を聞くべきだ」と堪《こら》えて、最後まで傾聴できるようになります。

「相手の話を最後まで聞いてから判断する」「部下の仕事ぶりを口出しせずに見守る」「ピンチのときも焦らずに、今何ができるかを考える」など、**仕事ができる人に共通する要素は、忍耐力があること**です。

忍耐力は、ビジネスを成功させるうえでとても大切です。特に交渉は、焦ったら負け。うっかり動揺して放ったひと言が、不利な状況を招いてしまうこともあるでしょう。平常心を保ちながら、期限ギリギリまで相手の出方を待つほうが、勝つ確率が上がります。

また、忍耐力を発揮して、相手の話を傾聴できる人は、相手から感謝されるようになります。「私の話を丁寧に聞いてくれて、ありがとうございます」「的確なご指摘をいただいて、とても勉強になりました」など。あなたは充足感を味わえるでしょうし、なにより、仕事仲間やクライアントとの信頼関係を深めていくことにつながります。

マインドフルネスを実践すると、状況を俯瞰する力が身につくので、どんなときも忍耐強くいられるようになります。あなたもぜひトライして、ご自身の耐性の変化を実感してみてください。

効果 9

古きよき日本の精神性を取り戻す

「ニーマル先生、日本はこのままで大丈夫なのでしょうか」。

私が日本にやってきて20年経ちますが、近年、ビジネスパーソンの方と会話をしていると、そんなふうに日本の未来を案じる声を耳にすることが増えてきました。

環境問題にパンデミックに戦争と、世界中でさまざまな危機が起きているなかで、どこの国にもその国特有の課題はありますが、今まさに大きな局面を迎えている国は少なくありません。そして、日本もそんな国のひとつと言えるかもしれませんね。

日本はその長い歴史を振り返っても、世界でも類を見ないほどイノベーティブな国でした。新しいものを生み出すことができるだけでなく、学ぶことが得意で、再現するスキルも高い。

こうした能力は、日本人にマインドフルネスの精神が身についていたからこそ育まれたものだと私は思っています。

昔の日本人は、自然から多くのことを学び、自然の力を最大限に活用しながら、暮らしを営んでいました。

夏になると打ち水をしたり、日差しを防ぎながらも風を取り入れられるすだれやよしずを生み出したり。ご飯の支度をする、お茶を淹れる、農作業をするなど、暮らしのなかの一つひとつの動作にマインドフルネスな要素が隠れています。

着物もすごいですよね。西洋の服は身体の形に合わせて裁断するので端切れがたくさん出ますが、着物は細長い布を切って仕立てていくので、ムダな部分がほとんど出ません。

しかも、縫い方がシンプルだから、ほどけばサイズを簡単に直せるし、着古したあとも雑巾として使えます。

江戸時代はその雑巾を燃やしたあとの灰を肥料として使っていたそうですから、どこまでもエコロジーです。着物はただの服ではなく、命を助けることを考えて作られているんですね。これは、マインドフルネスなあり方でなくては生み出せません。

また、茶道や華道といった日本の伝統文化に根づく、細部に美を見出す精神も、マインドフルネスそのものといえるでしょう。

こうしたマインドフルネスな精神性が、残念ながら、今の日本には欠けてきてしまっているように感じます。

人間はもともと何もないところから、そのときに必要なものを作り出してきた生き物です。今、この時代を生きる私たちにとって、本当に必要なものとはなんでしょうか？　エゴを超え、自然と共生していくために、私たちはどうあるべきでしょうか。

その答えは、あなたがマインドフルネスに生きることによって、必ず手に入ります。そして、その気づきはあなたのビジネスはもちろん、人生そのものに大きな恩恵をもたらすことでしょう。

効果──10
自分の道が見えてくる

みなさんのなかには、自分がこの人生においてどんな使命や役割を果たすべきなのかがわからない、それをずっと探している、という人も少なくないかと思います。「とにかく何でもやってみるしかない！」と新たな学びに手を出しては、「これでは足りない」とまた別の学びに着手するなど、自分の可能性を探ってばかりいる人もいるでしょう。

これは迷路をあてずっぽうに歩くようなもので、はっきり言って時間のムダ。早く自分の道を見つけて、そこに集中するべきです。

マインドフルネスが身につくと、自分の言動が周りの人たちや社会、環境に与える影響が見えてきます。「自分さえよければいい」という利己的な考えのもとに生きるのではなく、地球規模の視野で物事を捉えるようになり、自分は本来どう生きるべきなのかを考えるようになります。

すると、「自分が本当にやるべきこと」や「自分が進むべき道」もだんだんと見えてきます。それはすなわち、あなたが本当にやりたいことであり、あなたの心の正直な声。楽しく続けられて、しかもきちんと結果を出すことができ、あなたにとっても周囲にとっても価値のあるものです。その結果、人生の達成感と満足度がグンと上がっていくでしょう。

世界のビジネスや教育の現場でマインドフルネスの導入が加速中

今や世界中に広がるマインドフルネス導入の動き。その具体的な事例を見てみよう。

「**グーグル**」が社内研修に取り入れているのは有名だが、例えば、大手食品会社「**ゼネラル・ミルズ**」では、健全な労働環境文化の創造を目的に、従業員にマインドフルネスの実践を奨励。敷地内に瞑想ルームを用意するほか、月1回のランチタイム・レクチャーなどのプログラムを実施している。（※）

世界最大手の半導体メーカー、「**インテル**」では従業員向けの「マインドフルネス・瞑想クラス」を用意。立ち上げ当初はほんの数人が参加するのみだったのが、今では全社的な健康増進プログラムへと拡大している。

ビジネススクールや学校教育にも広がりが

「**ハーバード・ビジネス・スクール**」「**ロンドン・ビジネス・スクール**」など、世界的に人気のビジネススクールは、いずれもマインドフルネスを導入。「**MIT スローン経営大学院**」の「キャリアマネジメント開発室」にはマインドフルネスにまつわるプログラムが充実。未来のビジネスリーダーを目指す学生たちが集うコミュニティ「マインドフルネス・リーダーシップ・グループ」もある。

また、学校教育の現場にも広がりが。イギリスには生徒や教職員にマインドフルネスを提供する組織「**MiSP**」（マインドフルネス・イン・スクール・プロジェクト）がある。アメリカの「**マインドフル・スクールズ**」では、地域社会の人々の成長を促す、心を軸とした学習環境づくりを支援している（以上、各公式サイトより）。

※【参考】https://yoursapp.com/business/blog/mindful-businesses/
"What Companies Use Mindfulness Programs for Employees?"

第2章　実践

まずは「気づき」の力を高めよう

Chapter

2

We are born to raise
our level of awareness

能動的な行動は「気づき」から生まれる

私たちの選択と行動は「気づき」から始まる

「気づき」とは、意識を「今」に完全に向けている状態です。

「気づき」のあるときは、自分の思考や感情、行動、あるいは周囲で何が起きているかを明確に見ることができています。この本のテーマであるマインドフルネスは、常に気づいている状態、と言い換えることもできます。

「気づき」の力が磨かれていくと、自分の考えや感情を深く観察したうえで、自分がどう行動するべきかを的確に判断できるようになります。その結果、能動的に行動できるようになっていきます。

私たちにとって「気づき」はとても重要なものです。なぜなら、**私たちの選択と行動はすべて「気づき」から生まれる**からです。

例えば、喉が渇いていることに気づいたとします。すると、そこから選択肢が生まれます。水を飲むのか、お茶を淹《い》れるのか、それとも、もうしばらく我慢するのか。「気づき」があって初めて、私たちは自分がどうするのかを選択できるようになります。

さらにその先には、おのずと行動が生まれます。喉の渇きを潤すためにどうするのか、自分で決めた選択に従って、コップに水を注いだり、お茶を買いに行ったりします。

逆に、「気づき」がないのはどういう状態かと言うと、無意識の状態です。暇さえあれば反射的にスマホの画面を見る、マンガに夢中になりながらご飯を食べるなど、周りで今起こっていることや自分が今行っていることに意識が向いていません。

「気づき」がないと、選択も行動も生まれません。言うなれば、電車でお年寄りに席を譲るという選択や行動は、そもそも「お年寄りがいる」と気づかなければ起こらない、ということです。

「気づき」がなければ自己管理はできない

「気づき」がない人は、自分の思考や感情、行動に対して意識が低いので、セルフマネジメントが苦手。まず、時間やタスクの管理ができません。集中力や忍耐力が低く、自分の感情に振り回されがちです。

自分の管理すらできないのですから、ビジネス上では、部下を管理することもできないでしょう。例えば、「気づき」の力の低い社長は、人を見る目がなく、スタッフに不適切な仕事を振ってしまいます。数字を扱うのが得意な人に、突然マーケティングチームのリーダーを任せて、「やればできるでしょ？」なんて言ったりします。そのせいで、会社のお金とマンパワーをムダ遣いしてしまうこともあるでしょう。

一方、**「気づき」の力が高い人はセルフマネジメント力も高いので、自分のやる気と行動を上手にコントロールすることができます。**自分が決めた目標を達成するために、自らを律しながらも、決して無理をせず、健康にも気を配ります。その結果、仕事で成果を上げることができ、周囲からも信頼されるようになります。

「気づき」の力が高い社長は、対応力に優れています。なぜなら、自身の会社を俯瞰《ふかん》して見ると同時に、細いところも見ているからです。足さなくてはならない部分はどこか、逆に減らさなくてはならない部分はどこかを常に見て、調整を繰り返します。一人ひとりのスタッフに対し、その人の得意分野を理解し、適材適所の配置をします。

アメリカでは多くの企業がマインドフルネス研修を取り入れていますが、その目的のひとつは、社員のセルフマネジメント力を高めることにあります。セルフマネジメント力は、ビジネスを成功へと導くうえで欠かせない能力です。ビジネスリーダーとして活躍するにあたっては「気づき」が非常に重要だという研究結果も、数多く存在しています。

マインドフルネスを実践して「気づき」の力が高まると、自分に対して意識的になれるので、成長への意欲が湧き、セルフマネジメント力も高まっていきます。

問題を解決するのは「気づき」の力

職場で困った顔をしている人に「何かあったの？」と尋ねると、だいたいの人は「問題が起きた」と答えます。

でも、ちょっと考えてみてください。私たち人間にとって、何の問題も課題もない社会なんて、現実的にあり得るでしょうか。そもそも、問題も課題もなければ、この世に仕事も会社も必要ないのではありませんか？

私が何を言いたいかというと、問題は常にある、ということです。ですので、みなさんの言う「問題」は問題ではなく、**「問題を解決できないこと」が本当の問題**なのです。

すべての問題には、何らかの解決法があります。「気づき」の力が高い人は解決できますが、そうでない人は対処できず、問題はいつまでも問題として存在し続けます。

ですから、ビジネスパーソンには「気づき」の力が必要なのです。「気づき」の力で問題を発見し、対応力で解決へと導かなくてはなりません。

「気づき」の力は、言ってみれば健康診断のようなものです。健康診断をなぜ毎年受けるのかというと、身体に何か問題があっても、早い段階でわかれば対処しやすいから。どんな病気でも発見が早ければ、さまざまな対処法のなかから自分に最適なものを選ぶことができるでしょう。

現代人の多くは、自分の状態に気づいていない

しかし、人間は一日の8割以上は前日と同じ思考で過ごしていると言われています。これはどういうことかというと、日常生活の8割以上を「デフォルトモード・ネットワーク」という脳の神経活動により、脳内の記憶に従って、まるで自動運転のように無意識に過ごしているということです。歯を磨くときに「さあ、今日はどうやって磨こうか?」と悩む人や、トイレに行くときに「どんなふうに用を足そう?」なんて考える人は、普通はいませんよね(笑)。

では反対に、意識的に生活しているというのはどんなときかというと、例えば、五感を使いながら何かをしているときや、新しい言葉を学んだとき、新しい場所に行ったときなどです。私たちが自分の思考や感覚をこのように能動的に働かせている状態は、一日の1～2割程度しかありません。

だからこそ、**意識的に自分の今の状態に「気づく」ことが重要になってくる**のです。

日常の行為を意識的に行う練習で「気づき」の力はおのずと高まる

「気づき」の力がいかに大切かということ、そして、私たちは意識的にならない限り「気づかない」ままに生きることになるということを、おわかりいただけたかと思います。

ここからは、「気づき」の力を高めるための方法をお伝えします。

練習では五感を使って「今」に意識を向ける

「気づき」とは、意識を「今」に完全に向けている状態です。私たちの意識が「今」に向いているときは、必ず五感を使っています。

例えば、お茶をガブ飲みするのではなく、意識を向けながら飲もうとすると、そのお茶がどのくらい温かいのか、またはどのくらい冷たいのか、味や香りはどんな具合なのかといったことにおのずと気づくでしょう。これが、五感を使うということです。

現代に生きるみなさんは残念ながら、五感を使えていないことがほとんど。たとえ自分では使っているつもりでも、感覚が鈍化してしまっているので、100パーセントは使えていないのが現実です。

そのため、「気づき」の力を高めるには、毎日の暮らしのなかで、**「五感を使って自分が今、何をしているのかを観察する」というトレーニングを行っていく**のがベストです。といっても、ジムで筋トレをするのと違い、わざわざ時間を捻出したり、着替えたりする必要はありません。

何をするのかというと、あなたが日常生活のなかで、ごく自然にやっていることがありますよね。朝起きてシャワーを浴びる、ご飯を食べる、駅までの道を歩くなど。それらのやり方を、少し変えるだけです。

いつものやり方を意識的に行うだけでＯＫ

では、いつものやり方をどのように変えていくのか、「水を飲む」という行為を例に説明します。

デスクワーク中、デスクの隅に水の入ったグラスを置き、ときどき飲みながら仕事をしているとします。あなたはその水を飲むとき、どんなふうに飲んでいるでしょうか。目の端でチラッとグラスを見て、パソコンの画面に集中したまま、手を伸ばしてグラスを取り、そのグラスに目をやることもなく口元に運び、水を飲んで、元の位置に戻す。こんな感じではありませんか？

そうではなく、まず、水を飲みたいと感じたら、テーブルの隅のグラスに目を向ける。グラスの中にどのくらい水が残っているのかをちゃんと見て、「今から水を飲むぞ」と意識をしてから、グラスを口元に運ぶ。水を飲んでいる最中も、「どのくらい飲もうかな」「このくらいかな？」と、水を飲んでいる自分に対して意識を向けます。そして、グラスの中を見て、どのくらいの量を飲んだのかを確認してから、元の位置に戻します。このときも、グラスから目を離しません。

「水を飲む」という日常の行為を、こんなふうに意識的に行ってみる。これが、「気づき」の力を高める練習になります。


いつものやり方を少し変えるだけですから、「気づき」の力を高める練習は、その気にさえなれば、いつでもどこでも簡単にできます。

次のページから紹介する5つの練習法は、いずれも初めて練習する人でもやりやすい内容になっていますので、ぜひトライしてみてください。

「気づき」の力を高める5つの練習法

日常の行為に意識を向ける
練習をすることで、
「気づき」の力は高まっていきます。
ここでは、5つの練習法をご紹介。
何に対してどんなふうに
意識を向けていくのか、
こちらを参考に、
ぜひトライしてみてください。

練習（1）マインドフルネスに歯を磨く
練習（2）マインドフルネスにシャワーを浴びる
練習（3）マインドフルネスにコーヒーを飲む
練習（4）マインドフルネスに食べる
練習（5）マインドフルネスに歩く

楽しみながら続けていくには
夜寝る前に日記を書くような感じで
練習の記録をつけるのもおすすめです

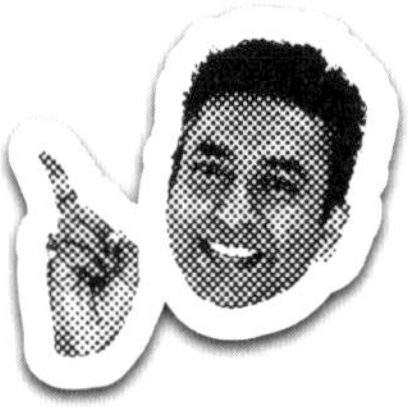

練習を始めるにあたってのポイント

(Point)
1

練習法は、自分に合うものをひとつ選ぶ

5つの練習法のすべてを実践しなくてはならないわけではありません。
あなたにとってやりやすくて、無理なく続けられそうなものを
ひとつ選んで、毎日、続けてみてください。「ランチの最初の5分間は
マインドフルネスに食べる」など、時間を区切ってトライするのもOK。
慣れてきたら、2つ、3つと増やしていくとよいでしょう。

(Point)
2

集中力が切れたら、気づいて戻す

「今、ここ」に意識を向けて集中できるようになるまでは、練習が必要。
慣れないうちは、気づいたら集中が途切れていた、なんてことも……。
そのときに大切なのは、集中が切れたことに「気づいて戻す」こと。
この「気づいて戻す」という行為こそが、
マインドフルネスを身につけるための脳のトレーニングになります。

(Point)
3

練習は、最低でも3週間は続ける

練習を3週間以上続けると、脳がある程度トレーニングされていきます。
集中が切れかけても、いち早く気づいて
「今は集中する時間。考えごとをするのはまたあとで」と
「今、ここ」に集中し直す、といったふうに
自分をコントロールできるようになっていくでしょう。

練習（1）

歯の健康が気になる人にも

マインドフルネスに歯を磨く

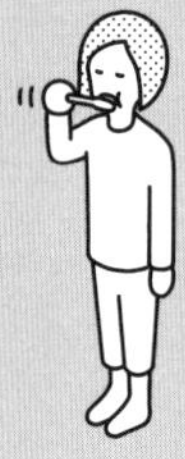

「気づき」の力と同時にデンタルケアへの意識も高まって一石二鳥！

Check List	LESSON 1

▽　この手順に従って、自分の動作に意識を向けながら行っていきましょう

① 歯ブラシの毛先に歯磨き粉をつける

- □ 歯磨き粉はただなんとなくつけるのではなく、どのくらいの量をつけるのか、意識を向ける

② 歯を磨く

- □ 磨き始める前に、最初は上の右側の歯、次は上の左側など、どんな順番で磨いていくのかを決める
- □ 決めた手順に従って、歯を磨いていく
- □ 磨いている最中は、自分がどの歯を磨いているのかだけに集中
- □ 考えごとや、テレビやスマホを見るのはあとにする

③ 口をゆすぐ

- □ コップをちゃんと見て水を注ぐ
- □ コップにどのくらいの量の水を注ぐのか、意識を向ける
- □ 口をゆすぐときは、口の中の水の動きを観察してみる
- □ 口の中はどんな味？　香りは？
- □ 複数回ゆすぐなら、何回ゆすぐのか、どのくらい丁寧にゆすぐのかに意識を向ける

練習（2）

きれい好きなあなたに

マインドフルネスにシャワーを浴びる

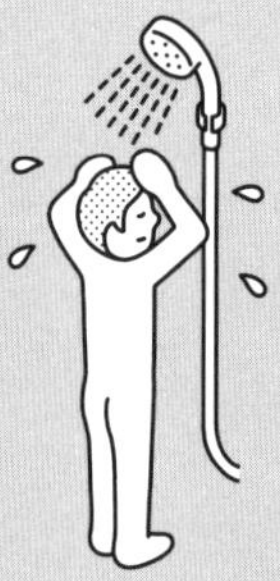

朝起きたら、シャワーを3～5分。汗や皮脂を洗い流して目覚めもスッキリ

Check List | LESSON 2

▽ この手順に従って、自分の動作に意識を向けながら行っていきましょう

---

① シャワーを浴びる

- □ どんな手順でシャワーを身体にかけるのかを決める
- □ 左の脚にかけて、次は右の脚にかけて、左手、右手、背中、さらに頭へ、など手順に従って意識的に浴びていく

---

② 頭や身体を洗う

- □ シャワーを止めて、シャンプーボトルに目を向ける
- □ シャンプー液を出すときは、量にも意識を向ける
- □ 洗髪時は、頭皮の硬い部分、軟らかい部分など、今の頭の状態を観察する
- □ シャンプーの泡立ちはどんな感じ？　香りは？
- □ 洗い流すときも、どの部分からどう洗い流すのか、意識的に行う
- □ コンディショナーを使うときや身体を洗うときも同じ要領で、自分の動作に意識を向け続ける

---

③ バスタオルで身体を拭く

- □ ただなんとなく拭くのではなく、自分が決めた手順のとおりに意識的に拭いていく

練習（3）

息抜きするのが下手なあなたに

マインドフルネスにコーヒーを飲む

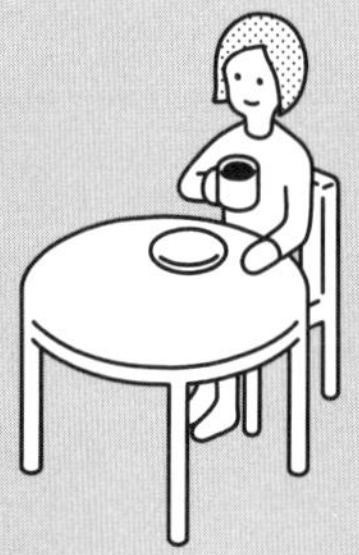

紅茶や緑茶、ジュースなど
コーヒー以外のドリンクでもOK！

Check List | LESSON 3

▽ この手順に従って、自分の動作に意識を向けながら行っていきましょう

---

① コーヒーを淹れる

- □ 一つひとつの動作に意識を向けて丁寧に行う
- □ どんな香りがするか、嗅いでみる
- □ 色や透明度を見てみる

---

② コーヒーを飲む

- □ カップを持ち上げるときは
  よそ見をせず、きちんと見つめる
- □ カップの重さや感触にも気づいておく
- □ 口に含んだときの温度は熱い？　ぬるい？
- □ どんな香りと味がする？

---

③ カップをソーサーに戻す

- □ このときも、よそ見をせず
  カップに意識を向け続ける
- □ 同じ手順で、コーヒーとカップに
  意識を向けながら飲んでいく

練習（4）

胃腸の調子に自信がない人にも
マインドフルネスに食べる

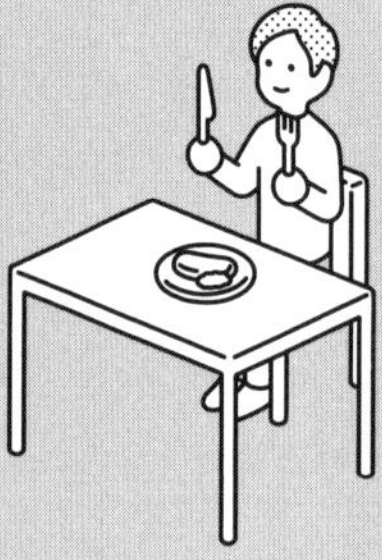

ランチタイムにお店に入って
食事をオーダーした場合

Check List	LESSON 4

▽ この手順に従って、自分の動作に意識を向けながら行っていきましょう

① 料理が到着

- □ スマホやパソコンはカバンにしまう
- □ 料理をよく観察してみる
- □ どんな食材が使われている？
- □ どんなにおいがする？
- □ 音を立てているものがあれば耳を傾ける

② 感謝の気持ちを持つ

- □ 素材を提供してくれた人や調理をしてくれた人を想像しながら感謝の気持ちを味わう
- □ 「いただきます」と口に出すか心の中で唱える

③ 料理を食べる

- □ どの料理をどの順番で食べていくのか決める
- □ 最初に手をつけると決めた料理を口に運ぶ
- □ どんな味がする？　イメージしていたとおりの味？　それとも？
- □ 口の中はどんな感じ？　どんなにおいがする？
- □ よく噛《か》んで味わう

練習（5）

自然と触れ合うのが好きなあなたは

マインドフルネスに歩く

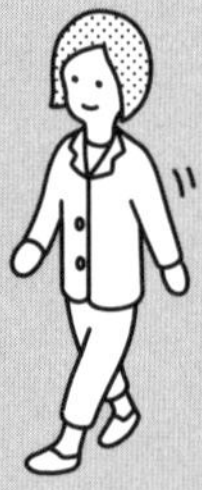

家から最寄り駅までの道を
意識的に歩いてみよう

Check List | LESSON 5

▽ この手順に従って、自分の動作に意識を向けながら行っていきましょう

① 自然を感じてみる

- □ 今日の天気は？
- □ 気温や風の強さは？
- □ 空の色や雲の形をよく見てみる
- □ 街路樹、草花の様子に昨日までと
  変わったところがあるのか、ないのか観察してみる

② 足の感覚に意識を向ける

- □ 今、どんな歩き方をしている？
- □ 体重は母指球《ぼしきゅう》、小指球《しょうしきゅう》、かかとの3点に
  均等に乗っているかどうか感じてみる
- □ 均等でない場合は、均等ではないということに気づいておく
  無理に変えようとする必要はない

③ 周囲に意識を向ける

- □ 建物などにいつもと違うところはある？
- □ 歩いている人たちの様子は？
- □ どんな音が聞こえる？

Interview

あの人がマインドフルネスに注目する理由

Keyword

モノづくりの視点が変化し、いいサイクルが生まれた

Profile

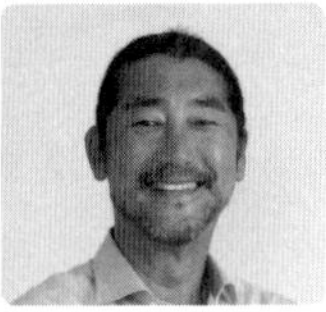

株式会社ウカ
代表取締役CEO
渡邉 弘幸 さん

明治大学在学中にアメリカンフットボール選手として活躍したのち、博報堂に入社。2009年に退社し、妻の渡邉季穂さんの祖父が創業した美容院に入社。トータルビューティーサロン「ウカ」へのリブランディングや新規事業の立ち上げに尽力。15年から代表取締役CEO。

ニーマル先生の教えは目からウロコかつ腹落ちする

マインドフルネスは過去に社員教育に導入したことがあって、面白いなと思っていました。ニーマル先生との出会いは2021年。仕事仲間でメイクアップアーティストのMICHIRUさんのお誘いで、瞑想クラスに参加しました。そのときに内側のエネルギーが上昇するような感覚を味わったのと、弊社の商品開発の参考になる部分がありそうだったのとで、集中講座を受けてみることに。

それ以降、マインドフルネスと瞑想を毎日実践するようになりました。どちらも最初はなかなか集中できず、難しかったですね。とはいえ、諦めずにコツコツと練習し続けたら、生活のリズムが整ってきて、継続へのモチベーションが生まれました。また、ニーマル先生の圧倒的な存在感に惹かれたのも、練習を続ける後押しに。こちらのどんな疑問にも、思いがけない角度から的確に答えてくれて、それらがすべて学問に裏打ちされているから、腹落ちするんです。

マインドフルネスと瞑想のおかげで気づいたのは、自分が今までずっと〝外側のこと〟に支配されてきたということ。美容も今でこ

そインナービューティーという考え方がありますが、基本的には外側を美しく整えるという発想から始まったもの。しかも、僕の場合は大学卒業後から42歳でウカに合流するまで、ずっと博報堂にいましたから、仕事＝外側の情報をマーケティングすることだったんですよ。

ところが、ニーマル先生から学んだのは、自分の内側と向き合うことの重要性。「自分が今までやってきたことは何だったんだろう」と深く考えさせられましたね。

ついリサーチする癖をコントロールできるように

それからは、モノづくりの視点が変化。一つひとつの工程を丁寧に行うようになりました。特にサプライヤーである農家の方々とはじっくり話し合い、原材料づくりが地域にどんな影響を与えるのかなど、お互いの状況や考えをより踏み込んだかたちで共有。こちらがしっかり買い取ることで、農家さんに安心して生産を継続していただけるようなチャネルを開拓するなど、いいサイクルが生まれてきたように感じます。

思えば、モノづくり以外の視点も変わりましたね。僕は趣味でサーフィンに出かけると、そこでもついマーケティング脳が発動して、みんなの車種などをリサーチする癖があったのですが（笑）、今では「今日はリサーチはせず、純粋にサーフィンを楽しもう」といったふうに思考を意識的にコントロールできるようになりました。

今、ビジネスパーソンはみんな焦っていると思うんです。原材料費やエネルギーコストの高騰、SDGsへの対応など、次から次へとやってくる課題に対応しきれていない人も少なくないはず。ムラ社会の同調圧力に、息苦しさを感じている人もいるでしょう。

厳しい状況にあるビジネスパーソンほど、心を落ち着ける時間を意識的に作らないと、前に進むことが怖くなってしまいますよね。気づいたときに呼吸を整えるとか、食事をよく噛んで味わうとか、できることから試してみるといいのではないかと思います。

第3章——実践

ポジティブ思考を習慣づける

Chapter

3

Making a habit of positive thinking helps get rid of negativity

人間は放っておくと
どんどんネガティブになっていく

太古では優位性だったものが現代ではリスクに

この話をすると驚かれる方も多いのですが、実は人間には、自分からポジティブになろうと意識しない限り、どんどんネガティブになっていくという習性があります。

そもそも、自然界に暗闇が存在するように、私たち人間にもネガティブな状態はもともと備わっているもの。かつての人々が、暗闇に明かりを灯すためにさまざまな創意工夫をしてきたように、私たちはポジティブになる努力をしなければ、ネガティブな状態のままです。**「気づき」の力が高まると、自分がネガティブな状態になっていることに気づき、本来の自分の状態へと戻すことができるようになります。**

この章では、私たちがネガティブ思考に陥るメカニズムと、ポジティブ思考を習慣づける方法についてお伝えしていきます。

はるか昔、人間が狩猟生活を営んでいた時代は、過酷な自然環境や動物などの外敵により命を落とすリスクに常に脅《おびや》かされていて、自らの身を守るためには、危険をいち早く察知する必要がありました。いつでも最悪な状況を想定できる人ほど、危機を回避できる能力が高く、また生き延びる可能性も高かったということです。

こうしたネガティブであることの優位性は、現代を生きる私たちのＤＮＡにも受け継がれています。そのため、無意識のままに過ごしていると、私たちは自動的にネガティブになっていきます。

「人生に不安や恐れはつきもの」という考えは間違い

「私たちは無意識のままに過ごしていると、自動的にネガティブになっていく」と聞いて、「え？　そんな感じはしないけど……」と不思議に思ったあなたは、ある意味、正しいかもしれません。

というのも、私たち人間にとっては無意識、つまりネガティブな状態が当たり前になっているので、**自分がネガティブになっていることに気づくことができない**んです。

例えば、あなたは「生きていれば、不安や恐れはあって当たり前。仕方のないもの」と思っていませんか？　それこそが、ネガティブな思考が染みついている証拠。

実は、すべての人間には、不安も恐れもない状態で自分がやるべきことをまっとうし、心豊かに人生を歩んでいくためのパワーが備わっています。ですが、ネガティブな思考が生まれると、やがてその思考が心や身体のエネルギーをどんどん吸い取っていきます。

その結果、本来のあなたの能力を存分に発揮できなくなり、「人生に不安や恐れはつきもの」という間違った思い込みが生まれてしまうのです。

せっかくの幸せに満ちた人生を、あなたの無意識のネガティブ思考がじゃましているとしたら、もったいないと思いませんか？

ネガティブな状態であることに気づき
ポジティブに転換していく

現実がどう転ぶかは、自分の捉え方次第

あなたが週末に楽しい旅行のプランを立てていたとします。待ちに待った週末が少しずつ近づいてきて、ワクワク感は増すばかり。ところが、旅行の前日になって台風が想定外に接近し、なんと当日は嵐の予報。交通機関もストップするという情報が届きました。さて、あなたはどんな気持ちになりますか？　当然、残念、悲しい、悔しい、という気持ちになりますよね。

問題はここからです。旅行を中止したあなたは、週末、どのように過ごしますか？　悲しみや悔しさを引きずりながら、暗い気持ちでダラダラと過ごすのでしょうか。それとも、「思いがけず時間に余裕ができて、これはこれでよかったのかも」とポジティブに捉えて、

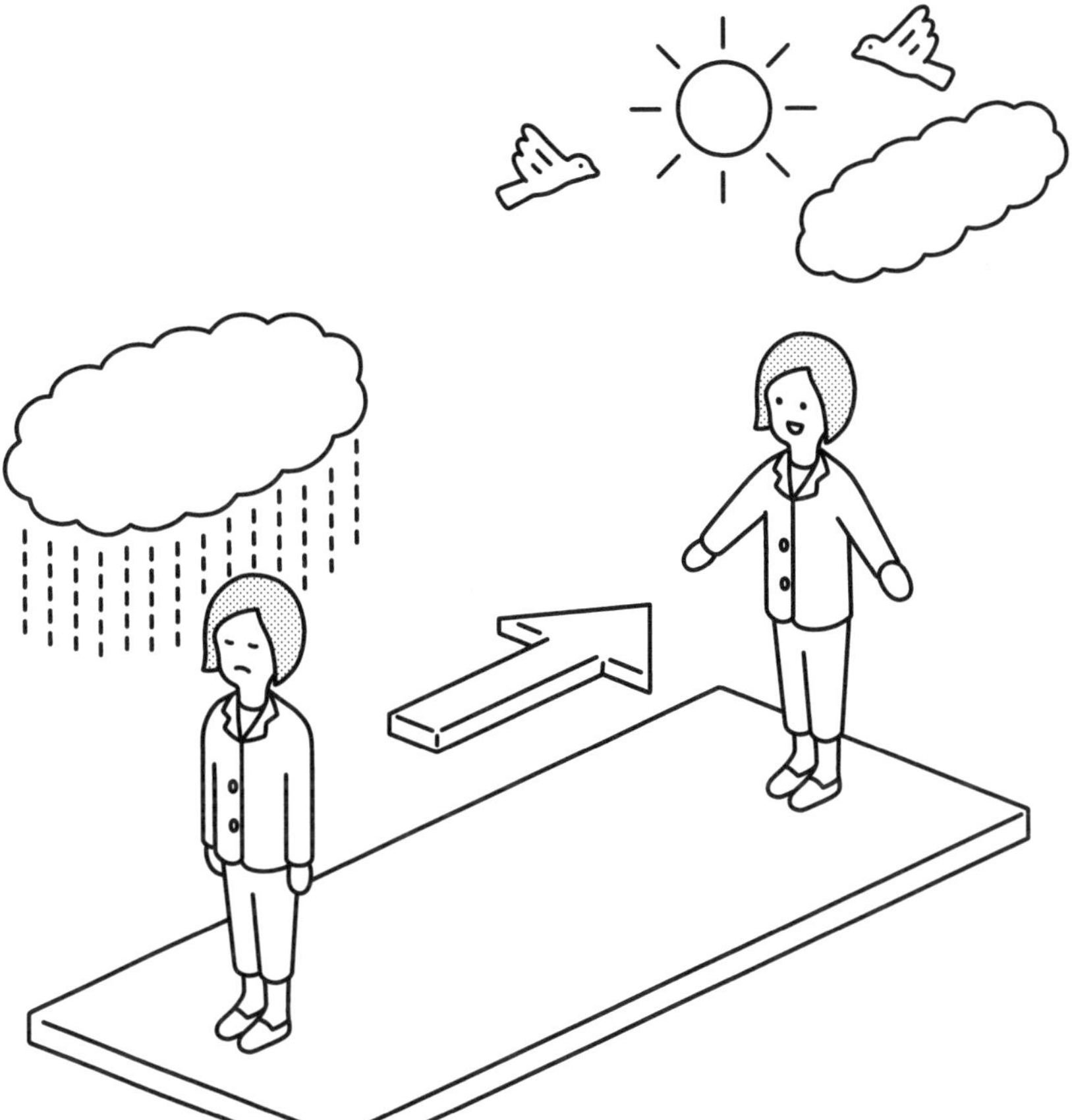

読書や家の片づけに励むのでしょうか。

どちらも「旅行が中止になった」という事実は同じですが、ネガティブな状態のままでいると、何をしても気持ちが「中止になった」という現実へと引き戻されてしまい、ますますネガティブになってしまいます。

一方、「このまま暗い気持ちでいてもどうにもならない」と気づくことができれば、気持ちをポジティブに切り替えるという選択肢が生まれます。それを選択した先には、読書や家の片づけといったポジティブな行動が生まれ、週末を有意義に過ごすことができます。

人生にネガティブな出来事はいくらでも起こります。そのつど、ネガティブな気分になるのも仕方のないこと。ここで大切なのは、**自分がネガティブな状態であるという事実に気づくこと、そして、ポジティブに転換していくこと**です。

ネガティブな思考がネガティブな現実を生み出す

よく「思考は現実化する」と言いますが、これは、ヒマラヤ地域で約5000年前に生まれたヴェーダ思想（人間と宇宙はひとつという考えに基づいた哲学）でもそのように考えられています。また、脳科学的に見てもごく当たり前のことです。

というのも、むしろ思考がなければ、現実化はできないからです。例えば、世の中に携帯電話が生まれたのは、「電話を携帯できたら便利だろうな」と考えた人がいたからですよね。人間は思考がなければ行動しませんし、すべての結果は思考の産物なのです。

先程の例では、自分がネガティブな状態になっていることに気づき、ポジティブに切り替えるという選択をしたことにより、読書や家の片づけといったポジティブな行動が生まれました。

これはつまり、ポジティブな思考がポジティブな現実を生み出すということです。反対に、ネガティブな思考はネガティブな現実を生み出します。

例えば、あなたが新しいビジネスのアイデアを思いついたとします。ちょうどそのタイミングで、社内で新規事業の公募が行われることになりました。あなたは「このプランを応募すれば、採用されるのでは！」とワクワクする半面、「でも、そんなにうまくいくかな？」と疑いの気持ちを抱いていました。

すると、インターネットでその新規事業分野に関する心配な情報を見つけてしまったり、知人から悪い噂《うわさ》を耳にしたりして、「やっぱりビジネスとして成功させるのは難しいかも……」と自信をなくしてしまいました。その結果、応募を見送ることにしました。

あなたは出鼻をくじかれて、悔しい思いをしたことでしょう。「よりによってこのタイミングで、マイナスの要素ばかりが集まってくるなんて」と恨めしく感じたかもしれません。でも、それは当然です。なぜなら、あなたに自分のアイデアを疑う気持ちがあったからこそ、気づかないうちにネガティブな情報に敏感になり、その結果として、不安になるような情報ばかりがあなたのもとへと集まってきたのです。

もしもあなたが自分のアイデアを確信していたなら、悪い情報に引っ張られるのではなく、いい情報も悪い情報もフラットに見たうえで、それらを企画を通すための材料としてうまく活用するのではないでしょうか。実際に採用されるかどうかは別として、少なくとも、応募を見送るという判断はしなかったはずです。

「自然界の法則では、ネガティブなエネルギーは拡散する」と、ヴェーダ思想では考えられています。つまり、自分のネガティブな思考に気づかなければ、どんどんネガティブになっていくということ。**私たちの人生やビジネスがうまくいかない理由はこのように、自分自身のネガティブ思考が原因であることも多い**のです。

ポジティブであり続けるには、努力が必要

世の中にはいつでもポジティブな印象の人もいますが、そういう人たちですら、生まれながらにポジティブということはありません。彼らは常に、ポジティブであり続ける努力を人知れず行っているのです。

私たちがネガティブな状態にあるときは、過去への後悔や未来への不安など、意識が「今」ではなく「過去」と「未来」のどちらかに向いています。

人間は、暇なときほど余計なことを考えるものです。直近のいい思い出に浸ったり、失敗を反省したり、この先のことが気になったり。私たちが意識的に「今」に集中しようとしない限り、私たちの頭の中はそんなふうに「過去」や「未来」をぶらぶらと歩き始めます。

この自動運転のような状態を脱し、**「過去」や「未来」ではなく「自分が今、何をしているのか」に意識を向けられるようになるには、意識を「今」にセットする習慣を身につけていく必要があります。**いつでもポジティブな人は、まさに意識を「今」に向ける習慣ができている人、と言えるでしょう。

私たちは生きている以上、ネガティブな出来事を完全に避けることはできません。日常的に襲ってくる不安や心配をポジティブに転換していくには、常日頃からポジティブ思考を習慣づけておくことが大切です。そうすれば、ネガティブな思考は自然と消えていきます。

さっそく、ポジティブ思考を習慣づける8つの方法をお伝えします。

ポジティブ思考を習慣づける8つの方法

方法―1

朝、感謝の気持ちを持つ

朝、目覚めたら、起き上がってベッドや布団の上に静かに座り、自分が今朝も元気に目覚められたことに感謝をします。

ときには、身体のどこかが凝っていたり、痛みがあったりするかもしれません。それでも、自分が生きていることへの感謝を忘れてはいけません。私たちが今日という新しい日を生きて迎えることができるのは、大げさではなく、奇跡です。このことは、パンデミックを経験した今の私たちにとっては、以前よりもずっとリアルに感じられるはずです。

私たちの身体が今ここに存在しているのは、自然界のおかげです。光や空気、水、食べ物を与えてくれる自然界に「ありがとう」の気持ちを持ちましょう。**感謝の気持ちを持つ**

ことで、セロトニンやオキシトシンといった、いわゆる「幸せホルモン」が分泌され、ポジティブな気分へと導いてくれます。

さらに、青い空や広い海、森林などの美しい風景が、心の中に広がっていく様子をイメージしてみるのもおすすめです。明るく穏やかな気持ちで一日をスタートすることができるでしょう。

同様に、夜寝る前に感謝を捧げるのもおすすめです。今日一日生きて過ごせたことへのお礼を心の中で述べて、眠りに入りましょう。

方法 2 アファメーションで一日を始める

アファメーションとは、ポジティブな自分の状態をイメージし、それを言葉で宣言することです。朝、起きたら、「私は今日、穏やかな気持ちで過ごします」「私は今日、みんなに笑顔で挨拶をします」など、心の中でアファメーションをしてから一日をスタートすると、朝から夜まで、ポジティブなムードを保つことができます。

朝、目覚めた瞬間、私たちの脳はとても静かな状態になっています。よく耕された畑が、静かに待機しているイメージです。朝一番のアファメーションは、そこにポジティブな種を蒔《ま》くようなものだと思ってください。

起き抜けの私たちの頭の中には、もちろん前日までの思考も存在していますが、**表面的な意識がポジティブになるかネガティブになるかは、その日のスタートで決まります。**

朝、ギリギリの時間に設定したアラームで飛び起きて、急いでトイレに行き、コーヒーを淹れながら歯を磨いて……と、一つひとつのことに意識を向けないまま、バタバタと自動運転のように過ごしたら、どうなるでしょうか。あなたの一日は朝のムードのまま、「あれもこれもやらなきゃ！」といった具合に慌ただしく過ぎていくでしょう。

これは、朝の時間をネガティブに過ごしたから、その日がネガティブになる、という話ではありません。人間は放っておくとネガティブになってしまうので、朝を意識的にポジティブに始めない限り、一日がネガティブになっていく、ということです。

人間は悪いことばかりを覚えているのに、いいことは忘れてしまいます。例えば、10年間つき合ったカップルにとって、楽しい思い出はたくさんあるはずです。でも、たった一日の大ゲンカでお互いが傷ついて、別れてしまうこともある。その日一日のネガティブな感情が、10年の楽しかった日々を帳消しにしてしまうのです。

これこそが、人間の仕組み。だからこそ、ポジティブなアファメーションが必要なのです。

時間は有限で、しかも元には戻りません。人生の貴重な一日を明るい気持ちでスタートするのか、それとも、バタバタとした気持ちで始めるのか。ぜひ、「ポジティブな気持ちで過ごす」と心に誓って、アファメーションを試してみてください。

方法 3
たとえ小さなことでも、いいことに意識を向ける

私たちはネガティブにならないようにするために、自分の思考をポジティブにシフトしていく必要がありますが、ポジティブになるための要素は大きいほうがいいというわけではありません。**重要なのは常に探し続けること**ですから、むしろ、小さいことでかまいません。

例えば、会社の廊下ですれ違った人が、穏やかな笑みを浮かべていた。ランチに訪れた

店で、スタッフが楽しそうに働いていた。あるいは、いつもの通勤路の片隅に小さな花が咲いているのを見つけた。こうした小さなポジティブ要素を見つけるたびに、「私もポジティブに過ごします」という気持ちを持つように心がけてみてください。

脳科学の世界でも、日頃から物事のポジティブな側面を見る習慣を身につけることで、ポジティブな神経回路が育まれるということがわかっています。

方法 4 嫌なことがあったら、ユーモアで切り替える

「人間の脳はネガティブなものに反応しやすい」というのは、先程お話ししたとおりです。人間はもともと自然界や動物界のなかでは弱い存在ですから、生命のリスクから自らを守るために、このような脳のはたらきが発達したと考えられます。

例えば、チーム内での伝達事項で行き違いやミスが発覚したとき、最初に何が起こるかと言うと、それぞれが頭の中で「なんで?」「誰のせい?」とネガティブな要素を深掘りし始めます。本来ならば真っ先に問題への対応を考えるべきなのですが、つい、頭がそち

らに行ってしまうんですね。

これこそ、人間の持つ「ネガティブなものに反応しやすい」という機能の影響です。

怒りやイライラなどのネガティブ状態にいったん入ると、そこから先はもう負のスパイラルしかありません。いずれどこかで切り替えなくてはならないのですから、ならば、**一刻も早く切り替えるのが得策**です。

英語には「It's not my day」という言い回しがあります。ネガティブなことが重なったときに使う表現で、日本語で言うと「今日はツイてないな～」というニュアンス。この言葉はボヤキというよりも、「今日はたまたま私の日じゃなかっただけ！」と気持ちをポジティブに切り替えるために使われることも多々あります。

日本には、朝の情報番組やインターネットの占いでその日の運勢をチェックする、という人も多いですよね。そういう人は、何か嫌なことが起きたら「おかしいな、今日は自分の星座が1位だったのに！」、または「朝の占いの結果もイマイチだったし、仕方ないか～」（これはまさに「It's not my day」ですね！）なんて冗談を頭に思い浮かべて、気持ちを切り替えるのもいいかもしれません。

方法 5 失敗を学びのレッスンにする

日本の社会は、他人の失敗に厳しい傾向があります。そのため、失敗を心の中で長く引きずってしまう、という人も少なくありません。

ですが、失敗は成功へと向かう道の途中に必ずと言っていいほど存在するもの。誰にでも起こることです。**「やってしまった……」と落ち込んでいる暇があったら、その失敗から学んでいきませんか?**

方法 6 頭の中のネガティブな独り言をポジティブに変える

私たちは無意識のうちに、頭の中で独り言をたくさんつぶやいています。「さて、そろそろ寝ようかな」といった日常の動作にまつわることから、「明日は休みだ。何をして過ごそう?」「昨日、あの人に失礼なこと言っちゃったかも」といった過去や未来に関するものまで、おしゃべりの内容はさまざまです。

中身がポジティブなものやニュートラルなものであればよいのですが、ネガティブなことをつぶやいているときは要注意。それらは反復され、私たちの心身に悪影響を与えます。

ですから、意識的に変えていく必要があるのですが、厄介なことに、多くの人は自分がネガティブな独り言をつぶやいていることに気づいていません。ということは、**あなたが無意識のうちに頭の中で繰り返している独り言が、自分自身を苦しめて、望まない現実を生み出しているかもしれない**のです。

ネガティブな独り言に気づいて、ポジティブに切り替えること。ぜひ、日常生活のなかで意識してみてください。これを簡単にできるようになるには、マインドフルネスの練習が役に立ちますよ。

方法 7 過去や未来にとらわれず、「今」に集中する

あなたがポジティブになりたいのならば、過去や未来にとらわれず、「今」に意識を合

わせることです。なぜかというと、**何かを動かすパワーは「今」にしか存在しない**からです。

例えば、「お酒の量を減らしたい」と考えている人が、つい飲みすぎてしまったとします。帰り道、その人は思いました。「うっかり飲みすぎた。明日から気をつけよう」。翌日、その人はまた飲みすぎて、再び思いました。「今日も飲みすぎた。明日こそ気をつけよう」。

みなさんがお察しのとおり、この人はこの先もずっとお酒の量を減らすことはできないでしょう。なぜだと思いますか？　この人の意志が弱いから？

「飲みすぎた」のは、過去のこと。「気をつけよう」というのは、未来のことです。何かを動かすパワーは「今」にしか存在しませんから、過去や未来のことばかり頭に思い描いていては、何も動きません。「今」にフォーカスしない限り、私たちは変わらず同じことを繰り返します。毎回食べすぎる人はずっと食べすぎるし、いつも怒っている人はいつまでも怒り続けます。

ですから、**私たちは、自分を過去や未来ではなく「今」に置き続けるべき**です。

先程の例で言うと、飲みすぎて反省する人の多くは、「今」に意識を向けていません。

最終的に何杯飲んだのか覚えていないのは、そのせいです（もちろん、酔いのせいもあるでしょうが）。大切なのは、「今」を意識してお酒を飲むこと。すると「今が1杯目、次は2杯目、もうこれで3杯目か……。昨日飲みすぎたから、今日はここでやめておこうかな」という選択肢が生まれます。

もちろん、「やめずにもう少し飲む」という選択肢もあります。そちらを選んでもよいでしょう。ここでは、どちらを選ぶかということよりも、「自分で選んで、自分で決める」ということが肝心です。

自分が今、何をしているのか。そこをちゃんと見て、気づいてください。何もしていないときは、「私は今、呼吸をしている」と呼吸に意識を向けてください。

自分の今の状態を見れば、次はどうするのか、おのずと選択肢が生まれて、自分で決められるようになります。誰かに対して怒っているときに、怒っている自分に気づくことができれば、「十分怒ったからもういいか。やめよう」という選択肢が生まれます。無意識のままに怒り続けて、疲れてぐったりすることや、相手に対して後悔することがなくなります。

「イライラしやすい」「うっかりミスが多い」「飽きっぽい」など、自分の悪い癖を治したくてもなかなか治せない人は、これまで「今」に意識を向けてこなかったのかもしれません。これからは、「今」にフォーカスしていきましょう。

方法 8 サポートし合える仲間を見つけ、自分を勇気づける

方法7までに継続的にトライしてみたうえで、さらにポジティブになりたいと思うならば、周りの人たちの力を借りましょう。あなたの気持ちを理解してくれるポジティブな仲間たちとの交流を通して、お互いを高め合っていくことを目指してみてください。

私の生徒さんたちからは「マインドフルネスを習慣づけるようになってから、人間関係が変わった」という声をよく聞きます。**「気づき」の力が高まると、人間関係に対しても意識的になり、自分によい影響を与えてくれる人と過ごす時間を大切にするようになっていくんですよね。**あなたもぜひ、ご自身の変化を感じてみてください。

Interview

あの人が
マインドフルネスに
注目する理由

Keyword

AIの時代こそ人間は自分の内側に目を向けるべき

Profile

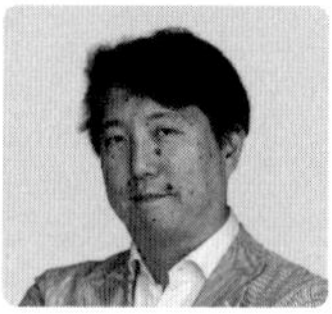

ITジャーナリスト **林 信行** さん

1970年代にパソコンに興味を持ち、90年よりITの最前線を取材、執筆。スティーブ・ジョブズをはじめとするキーパーソンを取材し、時代をリードする企業の動向を分析。現在はITの分野にとどまらず、デザイン、アート、伝統産業など幅広い領域で活躍している。

シリコンバレーの人々は予防措置として活用

取材でシリコンバレーを訪ねるたびに思うのは、働く人たちの心身の健康への意識の高さ。この10年くらいは「シュガーパッチ」という、血糖値をリアルタイムに計測してスマートフォンで確認できる製品が流行っています。本来は糖尿病の人向けのものですが、彼らにとっては、一日の血糖値の推移から、自分がどの時間帯にパワーを発揮しやすいのかを知ることが目的。体内の器官の状態まで把握して自己管理に役立てるとは、徹底していますよね。

同様の理由から、健康を保つ予防措置として、マインドフルネスや瞑想を実践する人も少なくありません。例えば、スティーブ・ジョブズが師と仰いだ禅僧・乙川弘文が建てた慈光寺というお寺がありますが、ここはシリコンバレーの企業の人々が座禅を組むための合宿場となっています。これ以上稼ぐ必要のないくらい裕福で、でも、仕事が大好きで、自分のパフォーマンスをできるだけ高くキープしたい、それには「ただ頑張る」よりも心身の問題にも目を向けたほうが科学的なのです。

こうしたウェルビーイングの流

れは、僕は60年代のヒッピー文化から始まったと見ています。仕事の効率よりも精神性が大切だということに、いち早く気づいた人たちの時代です。

しかし、やがてパソコンが普及すると、世の中は効率を重視する時代に突入。それによって、精神疾患を発症する人が全米で急増し、抗うつ薬が多用されるようになり、ウェルビーイングとは逆の方向に行ってしまいました。

その後、ジョブズの活躍をきっかけに、彼が傾倒していたマインドフルネスや瞑想、禅の教えに視線が集中。さらに、グーグルがマインドフルネスを社員研修に取り入れたことで一気に広まった印象があります。

自分の身体や心を観察し人格を高めていく

僕自身のマインドフルネスや瞑想の経験はというと、3歳でドイツに移住して友達がまだいなかった頃、森の中でひとり静かに自問自答していたのを覚えています。

意識的に取り入れるようになってからは、20年以上。若い頃は徹夜で仕事を頑張ることもできたけれど、そうもいかなくなってきて、パフォーマンスを高く保つ工夫をあれこれ試した結果、ヨガニードラという深い休息を得られる瞑想法に行き着きました。

ただ、実際に効果を感じながらも、理屈やメカニズムがわからなかったりするので、そのあたりはニーマル先生の教えのおかげで腑《ふ》に落ちましたね。先生の話はすごく科学的で説得力があって、納得できます。

今の人たちは、自分の内側に目を向けることがあまりにも少ない気がします。情報の洪水のなかで生きているから、外側にばかり意識が向いてしまう。でも、外側の情報処理なんて、AIのほうが上手にやっちゃうんですよ。

だから、これからの時代はなおさら感覚を繊細に研ぎ澄ませて、自分の身体の状態や心の動きを観察し、人格を高めていくことが大切だと思います。マインドフルネスはそのために欠かせないツールだから、この先さらに注目されていくでしょうね。

第4章 — 実践

本来の能力を発揮し続けるために

Chapter 4

How to reach your full potential and be aligned with yourself

本来の自分をキープする努力が必要

努力をしなければ、最初に戻ってしまう

第2章で紹介した「気づき」の力を高める練習、また第3章で紹介した「ポジティブ思考を習慣づける8つの方法」を意識的に行っていくと、心身がパワーを取り戻し、自分の本来の能力を存分に発揮できるようになります。すると、自分の個性を上手に生かしながら人生を楽しめるようになり、もちろん、ビジネスでも成功していくことができるでしょう。

しかし、ここがゴールではありません。「気づき」の力と「ポジティブ思考」の習慣づけにより本来の自分を取り戻したなら、次はその素晴らしい状態を維持していくことが大切です。

なぜなら、何度もしつこいようですが、人間は放っておくとネガティブになってしまう

生き物だからです。維持することをしなければ、いつのまにか「気づき」の低い最初の状態へと戻っていってしまいます。

心の庭には勝手に雑草が生えてくる

人間は成功すると「自信」「やる気」「満足感」が高まります。これらはいずれもポジティブなものですが、時間が経つにつれ、いつのまにかネガティブに変わっていってしまいます。

成功によって得られる「自信」は「自分は成功して当たり前」という「自信過剰」に変わります。「この調子で頑張ろう！」という「やる気」は「今の調子をキープしなくては……」という「執着」に、よい評価を得られたことへの「満足感」は承認欲求を得ようとする「エゴイズム（利己主義）」に変容します。

せっかくのポジティブな感情がネガティブに変化してしまうのは、庭に雑草が生えてくるようなもの。雑草は自然に生えてくるものですが、ボーボーに生えてきているのに気づかないままでいると、せっかく手をかけてきた草花が枯れてしまい、いつしか雑草しか生えていない状態になってしまいます。

周りから「前はいい人だったのに、変わっちゃったね」なんて言われて、知らないうちに孤立してしまうのは、こういうタイプ。ですが、こうした変化は誰にでも起こり得ることなので、他人ごとではありません。

一方、マインドフルネスを実践している人は、すべてを細かく見ています。自分の身体、そして思考や感情は今どうなっているのか、自らの内側に意識を向けることができますから、自信が過剰になっていないかどうか、やる気が執着に変わっていないかどうか、満足感がただのエゴになっていないかということも、常にチェックしています。

そのため、心の庭に雑草が生えてきたとしても、すぐに気づき、取り除くことができます。すると、**本来の自分をキープでき、自信は自信のまま、やる気や満足感もそのままの状態に。その結果、成功が長く続いていく**というわけです。

頑張っている人が陥りがちな落とし穴

ここでは、本来の自分をキープできず、心の庭にいつのまにか生えてきた雑草に気づけなかった人のケースを紹介しましょう。

Aさんはもともと会社員でしたが、独立起業するという目標に向かって努力を重ね、満を持して小さな会社を立ち上げることができました。社員は自分ひとりだったので、Aさんは「とにかく自分が頑張らないと」とひたすら働きました。そのおかげでビジネスが回り始めて、スタッフをひとり、またひとりと雇えるようになりました。そうなると、社員に給与を支払うために、ますます頑張らなくてはなりません。

ビジネスが好調で、「自信」と「やる気」と「満足感」にあふれていたAさんは、一日20時間近く働いて、ときには会社に寝泊まりすることも。食事をゆっくり味わう時間もなく、友人や家族と遊びに出かける余裕もなく、休日は丸一日寝て終わり。自分が注ぎ込めるすべての力を費やして、仕事に打ち込みました。

その結果、会社は成長を続け、上場するまでに至りました。

これは、よくあるサクセスストーリーです。私もこれまで30年以上、海外や日本の企業のトップの方々に瞑想やヨガを教えるなかで、Aさんのような方にもたくさん出会いました。みなさん、「私はつらさに耐えて成功を手に入れた」「私が頑張ったから、今の自分がある」など、自分に対する誇りをお持ちのようでした。

ところが、Aさんのような方々の会社はやがて衰退し、廃業に追い込まれてしまうことが多いのです。競合他社に追い抜かれてしまったり、時代の変化についていけなかったり、内部が崩壊してしまったりなど、理由はさまざまですが、だんだんと没落していってしまうケースを何度も見てきました。

身を削るほどの努力をし続けてきたにもかかわらず、Aさんのような方々はなぜ、衰退してしまうのでしょうか。

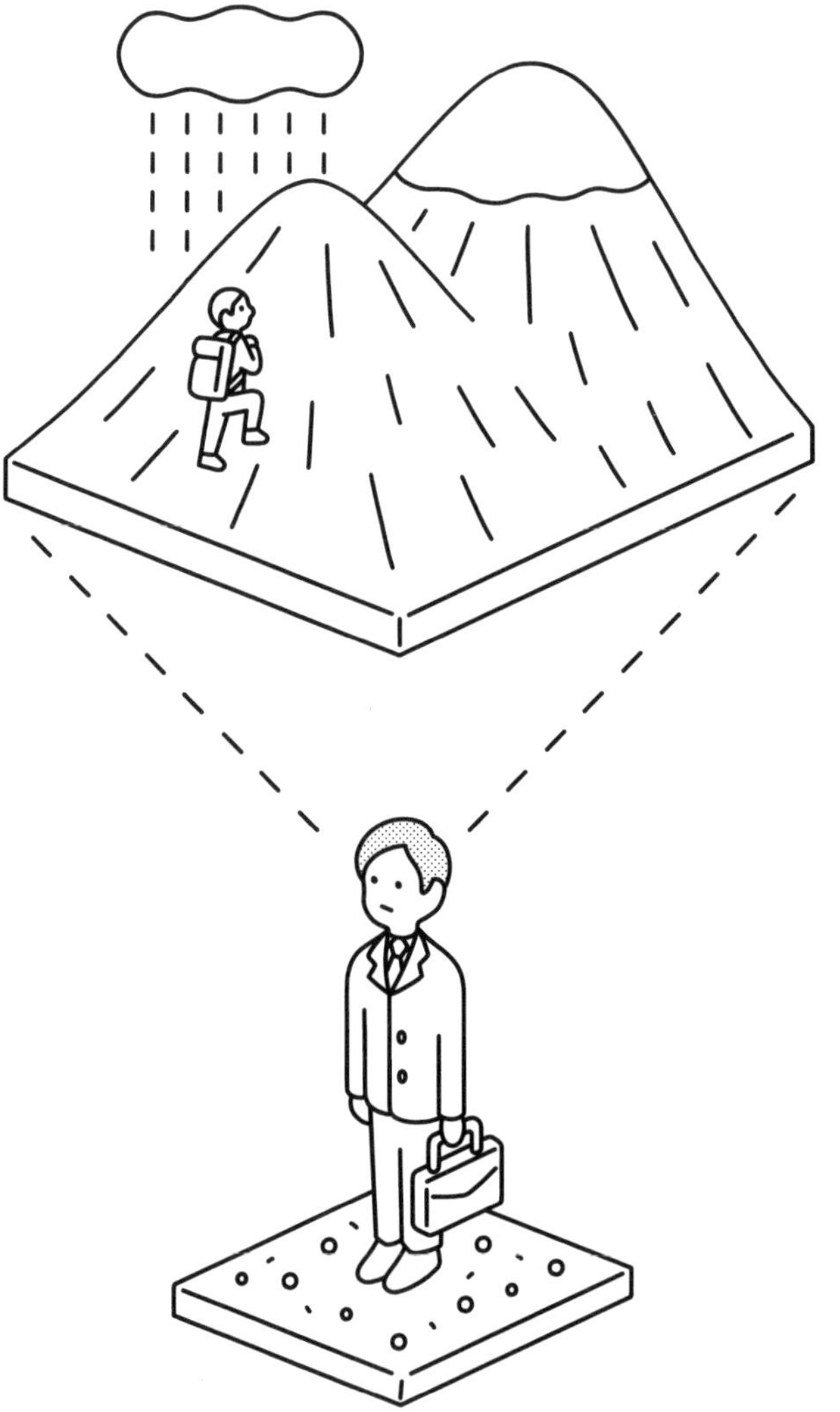

ひとりの人間の力には限界がある

「自信」「やる気」「満足感」が「自信過剰」「執着」「エゴ」へと変わると、ひとりの人間の力には限界があるということを忘れてしまいます。「自分ならできる」と思い込み、すべての責任を自分ひとりで背負おうとし、そのように動きます。

最初はそれでも、頑張ればどうにかなるかもしれません。しかし、会社の規模が大きくなってくると、どうでしょうか。一日は誰にとっても平等に24時間しかありませんし、体力や心のキャパシティにも限りがあります。Aさんははじめから100パーセントの力を注いでいるのに、ビジネスが大きくなって義務と責任が何倍にも増えてしまった状況に、ひとりで立ち向かえるのでしょうか。

答えはもちろん、ノー。既に100パーセントの力を出しているのですから、これ以上は力を出せるはずがありません。

やがて、対応できない自分が嫌になって、ストレスが爆発。場合によっては、心や身体の病気を患ってしまうかもしれません。

周りの存在が自分を形成している

今度は、自分の本来のいい状態をキープしている人のケースを見ていきましょう。

Bさんは「気づき」や「ポジティブ思考」の練習を続け、本来の自分の能力を発揮できるようになりました。常にマインドフルネスを実践し、自分をいい状態に保つ努力を続けています。

先程のAさんとは対象的に、Bさんはひとりの人間の力には限界があるということをよく理解しています。他者の協力がなければ何も成すことはできないと考えていて、「周りが存在しているおかげで、自分が存在している」と思っています。

Bさんはメーカーで商品企画の仕事をしています。このたび、Bさんが企画開発した新商品が、人気オンラインストアの売れ筋ランキングで見事に1位を獲得しました。

さて、Bさんが企画開発した新商品が1位になれたのは、なぜでしょうか。本人のアイデアと努力さえあれば、1位になれたのでしょうか？　違いますよね。

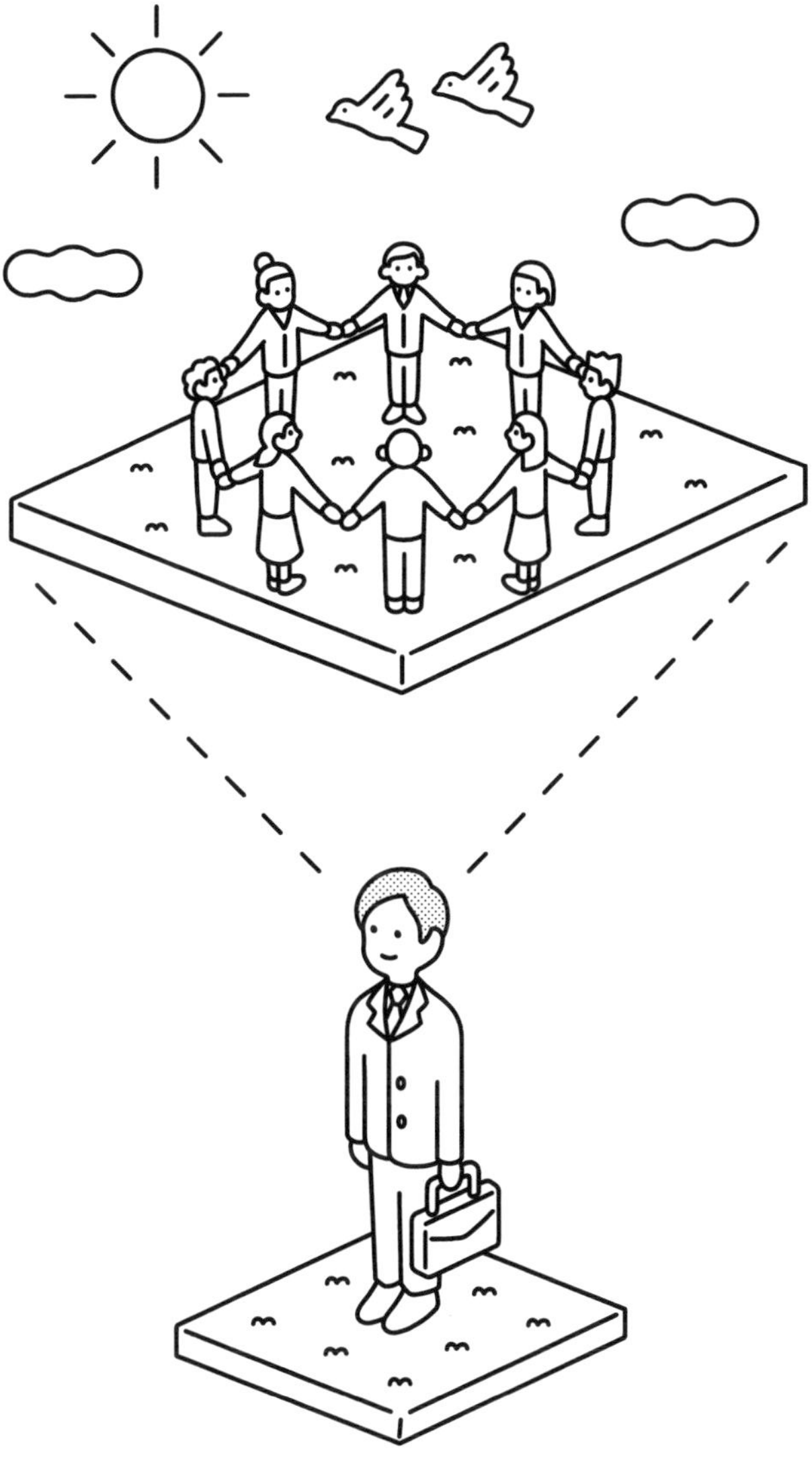

Bさんのアイデアが実際の商品として形になるまでには、素材メーカーや工場の人々など、多くの人たちの手がかかっています。そして、そもそも買ってくれる人たちがいなければ商品は売れませんし、彼らが「買いたい」と思ってくれたのは、営業や販売のスタッフの努力があってこそ。さらに、Bさんが仕事で力を発揮できる背景には、日頃からサポートしてくれる会社の仲間たちや友人、家族など、多くの人々の存在があります。

そしてBさん自身も、自分の存在は自分が形成しているのではなく周りが形成している、ということを理解し、そのことに感謝をしています。

人間は自然界の一部、という発想が大切

Bさんの考え方は、人間の本来の正しい考え方です。

私たちは毎日呼吸をし、水を飲み、ご飯を食べて生きています。これらはすべて、自然界の恵みです。私たちが住む地球には空気があり、太陽の光があり、豊かな水があり、生態系があって、そのおかげで、私たちは生きることができている。もしも周りにそれらが

存在しなければ、私たちは存在できません。
Ｂさんのような人は、自分が自然界の一部であることをよくわかっています。**自然界に対する理解とリスペクトを持ち、何かを選択するときは、自分の力を自然界へとお返ししていくことを前提に考えます。**

自然界に返すといっても、これは地球環境やエコロジーに限った話ではありません。例えば、いつも支えてくれている周りの人たちに感謝をし、彼らのために自分ができることはないかと知恵を絞って行動する。ビジネスにおいては、自分や自社の利益ばかりを優先するのではなく、関わるすべての人が幸せになる方法を考えて実践する。Ｂさんのような人は、こうした循環、あるいは「三方《さんぽう》よし」の発想のもと、常に努力をしています。

すると、ビジネスが大きくなり、義務や責任、果たすべき役割が増えていったときに、自然界、つまり周りが力を貸してくれるようになります。Ａさんが「なんとしても自分が頑張らなくては！」と背負い込んで苦しくなってしまうのに対し、Ｂさんのような人は、自分から「ヘルプ！」と声を上げなくても、必要なときに周りがおのずと助けてくれます。

もしも今、あなたが「自分は今、それなりにうまくやっていて、稼ぎも悪くはない。でも、人生を楽しむ余裕がない」「今はどうにか続けていけるけれど、いつか身体を壊してしまいそう」「さんざん努力をしてきたわりに、報われていない」など、ご自身のビジネスパーソンとしての生き方に不安や不満を感じているならば、Bさんのようなあり方を目指してみてはいかがでしょうか。

自分と向き合う時間が、本来の自分を保つ

トップエグゼクティブは毎日必ず自分と向き合っている

ここでは、本来の自分のいい状態をキープしていきたい人に向けて、おすすめのトレーニングをご紹介します。

私は過去30年以上、国内外のCEOやトップエグゼクティブにマインドフルネスや瞑想を教えてきました。これからお話しする方法は、私がこれまでビジネスシーンで活躍するみなさんにアドバイスしてきたもので、実際に彼らが続けていることです。

その方法とは、**自分の身体、思考、感情を観察する**こと。彼らはこの練習を毎日最低でも20分間は行っています。行う時間帯は人によって異なり、朝起きたら行う、会社に着いたらいちばんに行う、ランチのあとに行う、夕方の5時から行うなど、さまざまです。

場所は、ひとりきりになれる静かなところを選びます。その時間はその部屋に誰も入らないようにアナウンスしておきます。パソコンやスマホの電源を落とし、資料を片づけて、ラクな姿勢で目を閉じて行います。今の自分の状態を、20分間、ひたすら観察します。

具体的にどのように行うのかと言うと、まず、身体を観察します。コリや痛みがあるとしたら、それがなぜ起きているのかを見ていきます。最初はわからなくても、練習を続けているうちに「荷物を右手で持つ癖があるから右腕が疲れている」「デスクワーク時の姿勢が悪くて背中に痛みが出ている」など、より深いレベルで気づいていけるようになります。

次に、思考を観察します。例えば、ポジティブな思考が8割でネガティブな思考が2割なのか、または逆なのか。どんな状況のときにネガティブ思考になりやすいのかなど、自分の思考の癖を見ていきます。

最後に、感情を観察します。練習を始めて間もないうちは、自分に「今、何を感じていますか?」と問いかけても「特に何も感じていません」という答えが出てくるかもしれません。それは実は、よくないことです。「よくわからない」「何もない」と感じるのは、あなたが無意識に生きているから。自分に意識的に向き合えるようになれば、「静かです」

「平和です」といった答えが出てくるようになるでしょう。

こんなふうに、**毎日、自分の身体、思考、感情を観察する。これが、脳の持つ「気づき」の力を高めるのに最適の練習法**です。やり方の詳細については、112〜113ページで説明していますから、ぜひ試してみてください。

ひとつだけ注意してほしいのが、例えば、身体に左右差や違和感があったとしても、「ここが悪い」とジャッジしないこと。そして、その部分を変えようとしないことです。コリや痛みを和らげるのは、練習が終わったあとにしてください。

脳の中の気づく機能とジャッジする機能はそれぞれ違うので、同時に行うと、力が分散してしまいます。「気づき」の力を高めたいときは、気づくことだけに集中しましょう。

自分と向き合う練習の成果が仕事へと反映される

　この練習を続けていくメリットは、自分自身の内側の状態に気づきやすくなるだけでなく、外側で起こっていることにも、より明確に気づけるようになっていくことです。「気づき」が高まってくると、あらためて自分のチームや会社を見たときに、何が問題なのかをクリアに察知できるようになります。世の中の動きやトレンドにも敏感になり、必要な情報だけをすばやくキャッチできるようになるでしょう。ムダなこと、無意味なことにお金や時間を費やすこともなくなり、最小限の投資で大きな成果を上げられるようになります。

　会社の問題点を解決し、業績を上げるためには、どうしたらいいのか。世の中の多くの人は、会社の今の状態にフォーカスして「どこを修正したらいいのだろう」と頭を悩ませます。あるいは、市場調査、競合調査など、業界全体の動向からヒントを見つけようとします。

　こうしたやり方は残念ながら、間違いです。なぜなら、**自分の「気づき」が低い状態の**

まま、外側で起きていることに必死でフォーカスしても、本当に大切なことは何も見えてこないからです。

まずは、自分の内側、つまり身体、思考、感情を観察するトレーニングをして、「気づき」を高めていく。やがて、内側だけでなく外側にも気づけるようになり、自らの練習の成果が仕事へと反映されていく。これが、問題解決のための正しいステップです。

自分の内側と向き合う時間を持つ練習

本来の能力を発揮し続けるためには、内側と向き合う時間が欠かせません。
自分の身体、思考、感情をじっくり観察する練習を毎日、20分間続けていくと「気づき」の力がさらに高まっていきます。

(Point)

- □ 自分の身体、思考、感情を順に観察していく
- □ ひとりで、静かな場所で、目を閉じて行う
- □ 最低でも20分間行う
- □ いい悪いをジャッジせず、気づくことだけに集中する

Step 1

(身体を観察する)

○自分の身体が今どんな状態なのか、
身体の下から順に観察していきます

○今、あなたの左の足の指先や
足裏はどんな状態ですか？
緊張や不快感はありますか？

○続いて、左のふくらはぎ、
ひざ、もも、股関節はどうですか？

○次は右の足の指先や足裏から、
順番に股関節まで観察します
左右差はありますか？
どこかにコリや痛みはあるでしょうか？

○今度は腕を観察します
左手の指先から順に、手首、ひじ、
肩を観察しましょう

○右腕も同じように、指先から
順に観察していきます

○同様に腰、背中、首、頭の状態を
観察します

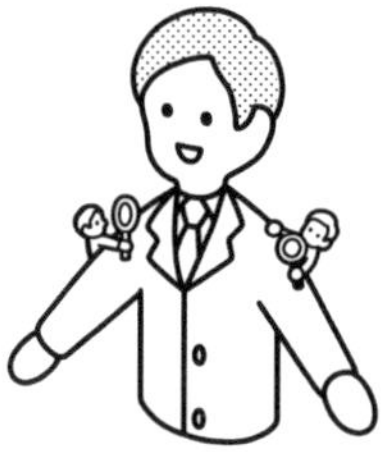

Step 2
思考を観察する

○ここでは、
自分の思考に
意識を向けていきます

○今、頭の中に
どんな考えが
浮かんでいますか？
それはポジティブな
思考でしょうか
それとも、
ネガティブな
思考でしょうか

○何か浮かんでいたとしても、
変えようとはせずに
ただ、どんな思考があるのか、
ということに気づいておきます

○考えごとが
特にない場合は
静かな状態であることに
気づいておきます

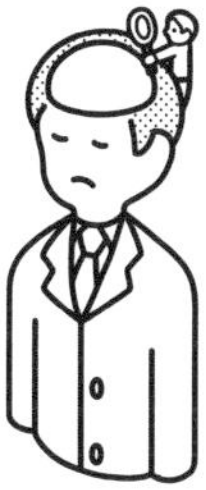

Step 3
感情を観察する

○心の内側にある
気持ちや感情を
観察していきます

○胸の真ん中に
左手を当てて
あなたの心が
どんな状態なのか
感じてみてください

○うれしいのか、
悲しいのか
ワクワクしているのか、
焦っているのか
安定しているのか、
それとも不安定なのか

○そこにある気持ちや感情を
変えたりジャッジしたりする
必要はありません
あるがままの状態を静かに
観察していきます

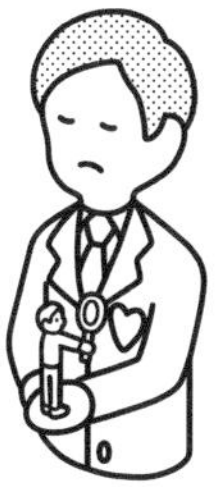

最先端の脳科学研究もマインドフルネスに注目

近年は脳科学の見地からもマインドフルネスが注目されているが、双方はどのようにクロスするのか。ヒントを探るトークライブが、2023年6月、瞑想ラウンジ「スワル」により開催された。ゲストに迎えられたのは、内閣府によるムーンショット型研究開発制度の推進プロジェクトに携わるなど、脳科学研究の最先端を行く町澤まろ氏。

町澤氏は現在、脳波を読み解いて感性を可視化する「感性メーター®」の開発を進めている。これは、人間の複雑な感性を複数の心理軸の集合体として捉え、ワクワク感を数式化するもの。忖度《そんたく》なしの本心をモニタリングできるため、広告戦略やマーケティングなどに生かす社会実装も可能だ。

さらに、感性の状態を可視化して自ら観察することは本来の自分の脳活動を理解する助けとなり、応用次第では気分の落ち込みの予防に役立つという。この点は、自分のネガティブな状態に気づき、ポジティブへと転換させる、また、ポジティブな状態を理解して維持するというマインドフルネスの機能と完全にリンクする。

また、感情と身体はつながっているため、「『感情を整える』には自分の身体の状態を知り、コントロールできるようにすることが肝心」と町澤氏。人間には「内受容感覚」という呼吸や筋肉など体内の状態を捉えるセンサー（感覚機能）が備わっていて、内受容感覚が敏感な人は自分の感情にも気づきやすいという説もある。「身体の感覚に『気づき』を向けるというマインドフルネスのアプローチは、内受容感覚を鍛える方法のひとつとして興味深い」と町澤氏は言う。

健康で幸せな人生を歩むには、自己の内面を知ることから。古代の叡智から生まれたマインドフルネスと現代の最先端の脳科学が同じゴールを目指しているという事実にこそ、人間の本質が隠れているのかもしれない。

（ 高精度脳波計で脳波を測定し、独自に解析 ）

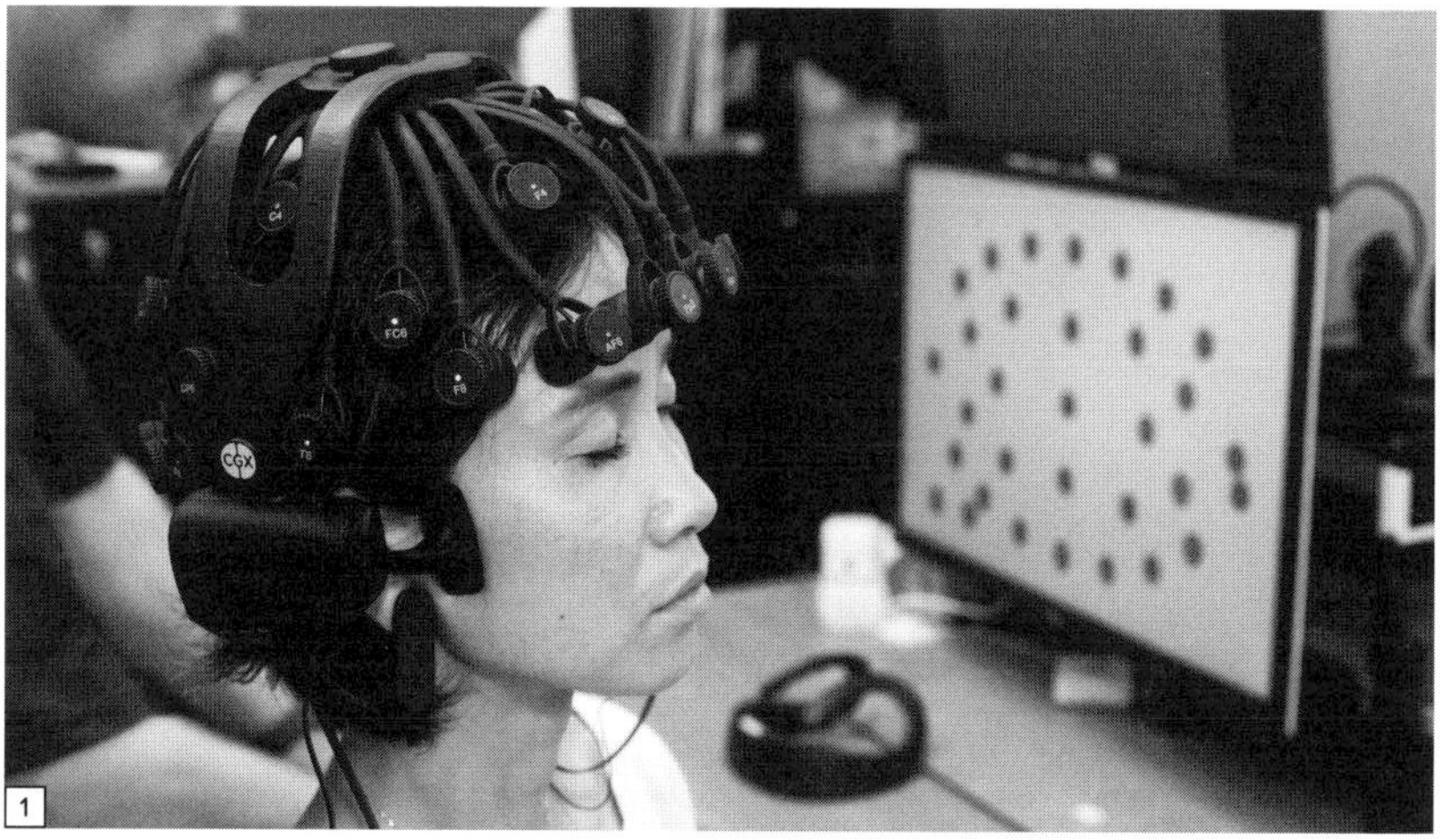
1

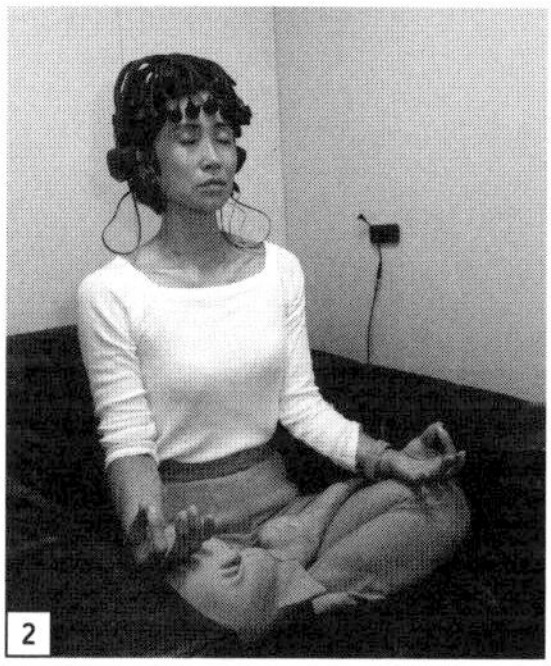
2

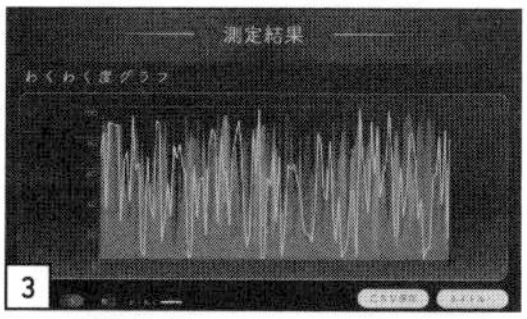

3

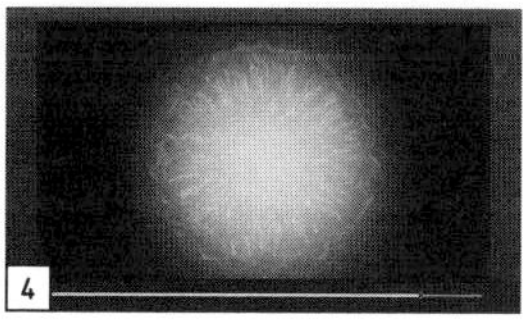
4

1 「感性メーター®」は
ウェアラブルかつ多チャンネルの
高精度脳波計で脳波を測定し、
独自の解析法により
ワクワク感を可視化するもの。

2 町澤氏の協力を得て、
マインドフルネスな状態を
「感性メーター®」で測定。

3 4 これからの研究による
精緻な検証を通して、
マインドフルネスに秘められた
力の解明が期待される。

Profile

認知神経学博士
Xiberlinc Inc.CEO
町澤まろ さん

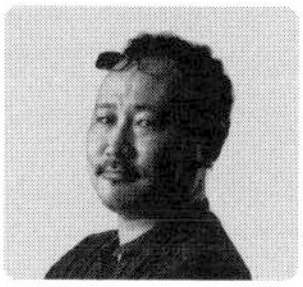

2001年、大阪市立大学（発達臨床心理専攻）卒業、翌年米国オレゴン大学（心理学部）卒業、翌年同大学修士修了。世界初の記憶力の脳波指標を発見。米国ヴァージニア大学、理化学研究所、英国ユニバーシティ＝カレッジ＝ロンドン（UCL）を経たのち、2012年、UCL神経学研究所にて日本人で初めて神経学博士取得。量子科学技術研究開発機構などを経て、現在、広島大学 脳・こころ・感性科学研究センター特任准教授。

第5章 — 実践

瞑想で潜在能力を引き出し、さらなる成長へ

Chapter

5

Unlock your potential through practicing meditation regularly

マインドフルネスと瞑想の両方を行うと無限の可能性が開く

瞑想とマインドフルネスの違いとは

さて、第4章までマインドフルネスの話をしてきましたが、この章ではさらに一歩進んで、瞑想についてお話ししていきましょう。

この本をここまで読んでくださったあなたなら、私たちが自分自身の本来のポテンシャルを余すところなく発揮していくために、マインドフルネスが重要な鍵となることは理解していただけたかと思います。瞑想は、いわばもうひとつの鍵です。この2つの鍵を使うことで、あなたの可能性は無限に広がっていきます。

はじめにお伝えしたいのは、瞑想とマインドフルネスは別物、ということです。そう聞いて、「同じじゃないの？」「違いがよくわからない」と思った方もいらっしゃるでしょう。それぞれの特徴を簡単に説明しますね。

まず、**マインドフルネスとは何か、あらためておさらいすると、五感を使って、自分が今やっていることに完全に意識を向けている状態のことです。**

例えば、歩くときは、足の動きに集中する。または、景色のほうに意識を向けるのもよいでしょう。「道端にこんな花が咲いている」「鳥の鳴き声が聞こえる」「ここに新しい店ができた」「飲食店から美味しそうなにおいがする」など、常に自分の外側に対して「気づ

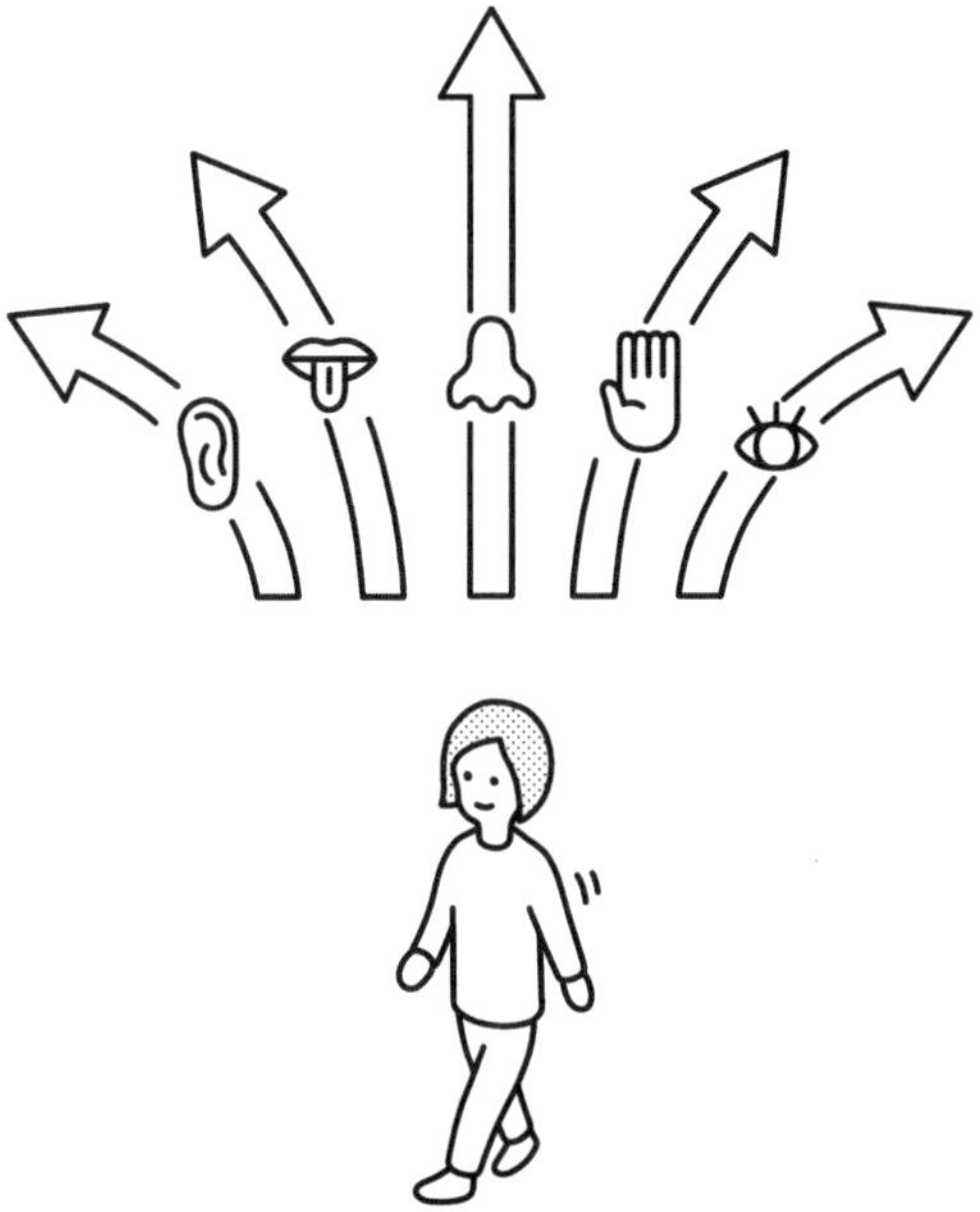

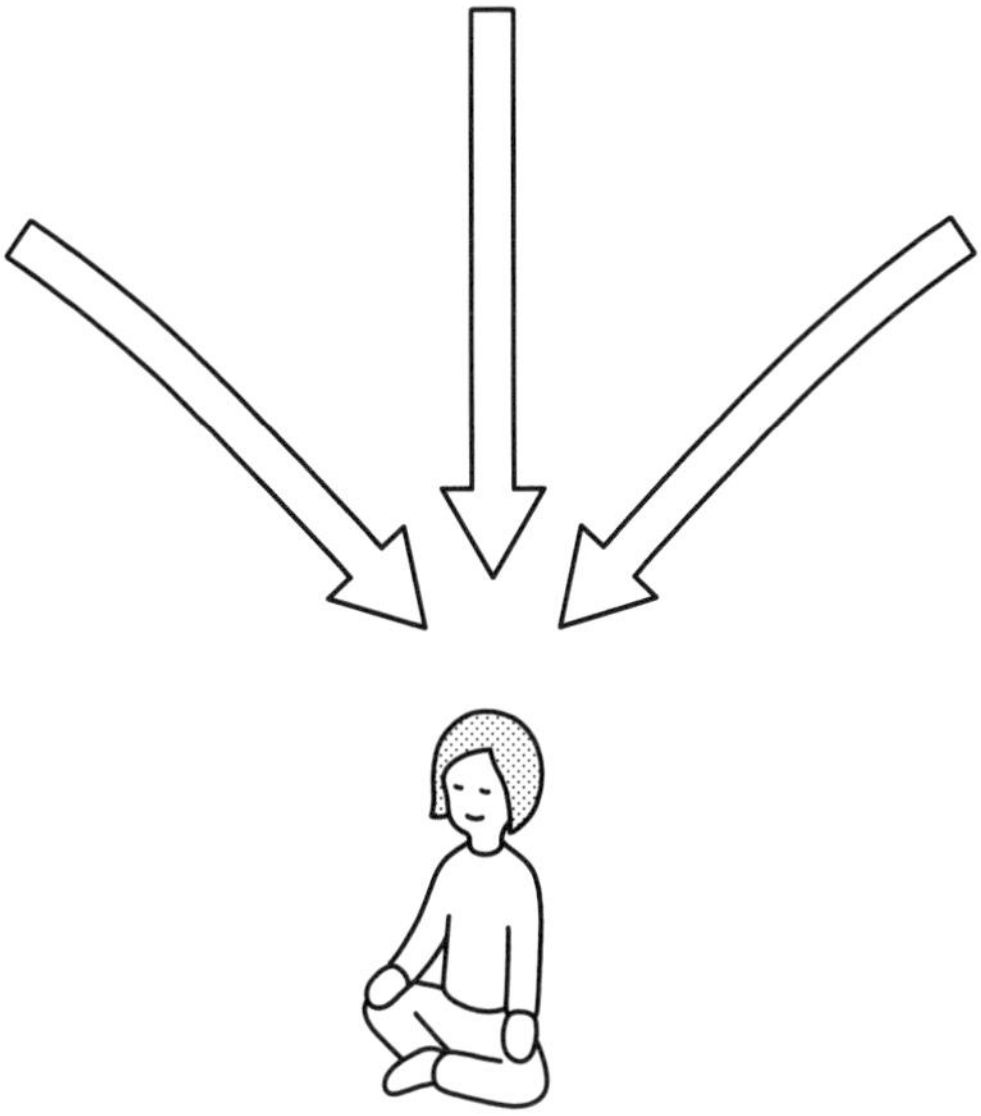

き」を持ち続けます。

歩くとき以外にも、食べるとき、コーヒーを飲むとき、シャワーを浴びるときなど、私たちは五感を使って意識を集中しさえすれば、日常のあらゆる場面をマインドフルネスに過ごすことができます。

いつも当たり前のようにやっていることに意識を合わせるだけなので、練習のための時間を特別に取る必要はありません。逆に言えば、あなたがその気になれば、24時間いつでも練習できるということです。

一方、**瞑想は何かというと、自分の内側に完全に意識を向けている状態を指します。**

マインドフルネスが五感を使うのに対し、

基本の瞑想では目を閉じたり、雑音が耳に入らない場所を選んだりして、五感を使わないようにします。なぜなら、五感は目や耳、鼻、舌、肌を通して、私たちの外側にあるものがいったいどんなものなのかを感じるためのツールだからです。

瞑想は自分の内側を感じるものですから、五感のはたらきは使いません。

瞑想とマインドフルネス、それぞれの目的の違い

現代に生きる人たちは日頃から五感を使えていないということは、第2章でもお話ししました。五感を使えていないというのは、人間として不自然な状態です。

食事をしても素材の持つ力を味わえていない、眠ったとしても睡眠の質が低い、季節の移り変わりを楽しめていないなど、五感がきちんと働いていない状態が起こるのは、あなたの心と身体が本来のベースよりも低いレベルにある証拠です。その状態のまま、「夢をかなえたい」「自分の可能性を広げたい」「パフォーマンスを上げたい」と望んだところで、かなうわけがありません。

まずは、**今の低い状態からベースのところまで戻すこと。**本来の自分に戻って初めて、夢だとか可能性だとかの話ができる状態になるのですから、不自然な状態を自然体に戻す。**それが、マインドフルネスを練習する理由であり、目的となります。**

一方、**瞑想は、マインドフルネスで自然体に戻った状態の自分を、さらに高いレベルへと導いていくための手段です。**瞑想でレベルが上がると、自分だけでなく周りの人たちの隠れた可能性にも気づき、それを引き出すことができるようになります。

どういうことかと言うと、例えば、あなたが部下を指導する立場だとします。もしもあなたがマインドフルネスな生き方をしていなければ、部下が現場で何をやっているのか、何を考えているのか、どんな長所と短所を持っているのか、気づくことはできないでしょう。

ですが、あなたがマインドフルネスを身につければ、あなたの本来の能力を生かせるようになるので、今まで見えていなかった部下の思考や感情、行動が見えてくるようになります。さらに、瞑想によって高いレベルに到達すると、部下の内側に眠ったままの才能や素質に気づき、それを引き出すことができるようになるでしょう。

そういった意味では、マインドフルネスは瞑想のための準備、とも言えます。

ただ、こういう言い方をすると「瞑想ができるようになれば、マインドフルネスの練習はもうしなくていい」と勘違いする方がいらっしゃいますが、そうではありません。人間は「気づき」を持ち続ける努力をしなければ、みるみるうちに無意識の自動運転状態へと戻ってしまいます。

マインドフルネスで「気づき」を高め、さらなる成長のためのツールとして瞑想をする。両方を続けることで、最大の効果を得ることができるのです。

呼吸法と瞑想で脳の疲れをリセットしよう

なぜ、瞑想を続けられないのか

この本を読んでくださっているみなさんのなかには、実際に瞑想にトライしたことがある方もいるでしょう。瞑想に興味を持っている方が数多くいる一方で、「難しくてうまくいかない」「なかなか続けられない」と途中で挫折してしまう方も少なくありません。あなたもそのひとりかもしれませんね。

では、なぜ、瞑想を続けられないのでしょうか？　それは、瞑想の正しいやり方を知らないからです。

瞑想は、足を組んで目をつむればできるというものではありません。包丁の使い方を知らない人に「魚をさばいて」と頼んでも、急にはできないのと同じこと。やり方を正しく習い、練習する必要があります。

もしもあなたが「瞑想って本当はどんなものなのか、ちゃんと体験してみたい」「瞑想で自分を変えたい」と思うなら、ぜひ一度は、瞑想のプロが開いている瞑想の会に参加してみてください。もちろん、私のもとでニーマルメソッド®を学んでいただくのもウェルカムです。

私の瞑想クラスに初めて参加された方に感想を伺うと、「生まれて初めてちゃんと瞑想できました」「瞑想ってこんなに素晴らしいものなんですね！」といった驚きや感動の声が返ってきます。それもそのはず。ニーマルメソッド®は、ヒマラヤ地域で5000年以上続く瞑想という叡智を、現代の人たちが実践しやすいようにアップデートしたものだからです。

最大の特徴は、**瞑想の前にじっくり時間をかけて準備を行う**こと。呼吸法で心を、ストレッチで身体を整えてから、瞑想に入ります。ときには10〜15分の瞑想のために、それ以上の準備の時間を取ることもあります。第4章の112ページでご紹介した「自分の身体、思考、感情を観察する練習」も、実は瞑想の準備のひとつです。

スポーツの前の準備運動を怠ってしまったら、ケガをするかもしれません。あるいは、身体を思いのままに動かすことができず、やる気が失せてしまうこともあるでしょう。瞑想も同じこと。準備が大切です。

呼吸で、瞑想も人生も変わる

瞑想の前に行う準備として、私が特に大切にしているのが呼吸です。

私のクラスや講座に通ってくださっている生徒さんには、瞑想を毎日行うことをおすすめしていますが、「もしも忙しすぎて瞑想できないときは、せめて呼吸法だけでも行ってください」とお伝えしています。なぜなら、**現代の人たちは緊張が強いので、意識的な呼吸でリラックスしてからでなければ、瞑想することはできない**からです。

私たち人間は一日に2万回近く呼吸をしています。体内に新鮮な酸素を取り入れるだけでなく、ヒマラヤ地域では古代から、呼吸によってプラーナというすべての生命体を支えるエネルギーを取り入れることができると考えられてきました。「いくら寝ても疲れが取れない」「集中力が続かない」といった不調は、プラーナ不足が原因で起こることもあります。

あなたは普段、ちゃんと呼吸できていますか？　呼吸が浅くなっていると感じたときや、心や身体の調子がよくないときは、目を閉じて、呼吸に意識を向けながら、深くゆっくりと吸ったり吐いたりしてみてください。新鮮な酸素とともにプラーナが全身に行きわたって、心も身体も軽くなっていきますよ。

不安やストレスを軽減する片鼻呼吸

瞑想にはたくさんの種類があるのですが、呼吸法にも数多くのやり方があります。なかでも簡単で、特にビジネスパーソンにおすすめなのが、「片鼻呼吸」です。

これは、左の鼻腔《びくう》から吸って右の鼻腔から吐き、右の鼻腔から吸って左の鼻腔から吐く、というように、左右の鼻腔を交互に使って呼吸するものです。本来は吸ったあとに一度息を止めてから吐くのですが、はじめは息を止めずに呼吸を繰り返すだけの簡単なバージョンからスタートするとよいでしょう。

この呼吸を行うと、**左脳と右脳のバランスが整い、頭はすっきりリフレッシュ、心は穏やかに**なっていきます。

ニーマルメソッド®では瞑想の前の準備として行いますが、とても素晴らしい呼吸法なので、ぜひ、日常的に行ってみてください。朝はもちろん、大事な会議やプレゼンといった緊張しやすいシーンの前や、人間関係にストレスを感じたときなどにおすすめです。きっと、効果に驚かれると思いますよ。

片鼻呼吸で心を整える

床にあぐらで座るか、椅子に腰かけます

←

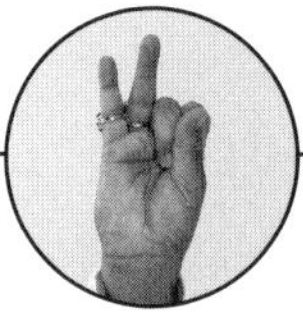

右手の人差し指と中指を折り曲げて親指のつけ根につけます。右手の親指は右鼻腔、薬指と小指は左鼻腔を開閉するために使います

←

左手も右手と同じ形にするか手のひらを上向きにして左の太ももの上に置きます

←

(Point)

- □ 左右の鼻腔を交互に使って呼吸する
- □ トータルで3～5分間行う

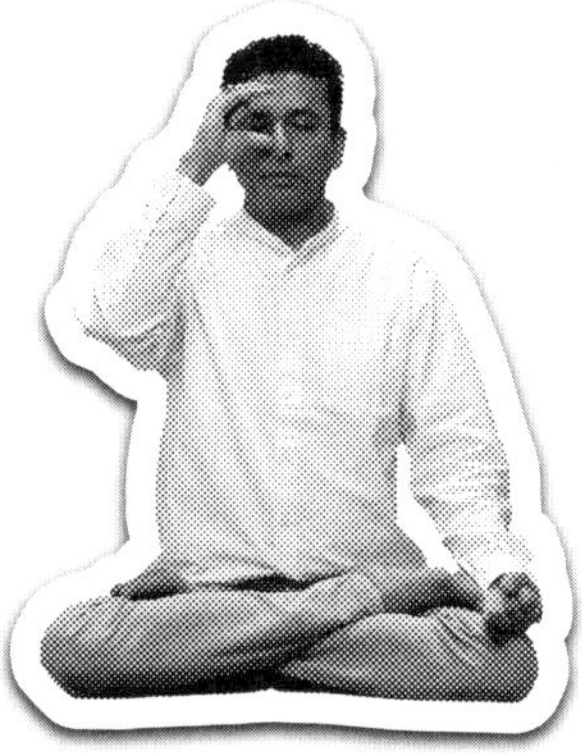

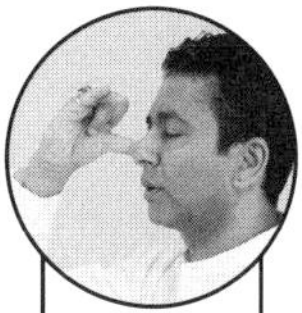

★右手の親指で右鼻腔を閉じ、左の鼻腔から7秒吸って

←

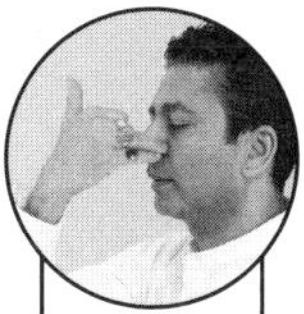

右手の薬指と小指で左鼻腔を閉じ、親指を外して右鼻腔から7秒吐きます

←

そのまま右鼻腔から7秒吸います

←

右手の親指で右鼻腔を閉じ、薬指と小指を外して左鼻腔から7秒吐きます

←

以上が1サイクルです。★に戻って、6～10サイクルほど繰り返して普通の呼吸に戻します

正式なやり方では吸ったあとに
息を止めてから吐きますが
初心者の方には
このバージョンがおすすめ

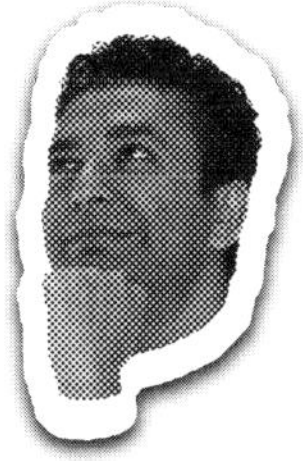

一日5分の瞑想で心に静寂を取り戻す

ここでは瞑想を気軽に日常に取り入れるための入門編として、たった5分でできる瞑想法をご紹介します。

今回ご紹介するのは「沈黙の瞑想」。忙しいビジネスパーソンにぴったりの、脳を休ませる効果のある瞑想法です。

朝から晩までフル稼働し、考えごとでいっぱいになってしまった**頭の中を整理して、余計なものを取り除き、必要なものだけを残してくれます。疲れをリセットし、新たなエネルギーをチャージできる**でしょう。

詳しいやり方はこのあと説明しますが、目を閉じて、漆黒の夜の空を思い浮かべて、真っ暗な空間に包まれている自分をイメージしながら行うというものです。帰宅後や夜寝る前がやりやすいかと思いますが、仕事の合間に行っていただくのもおすすめです。

場所は、ひとりで静かに落ち着けるスペースで行いましょう。あぐらで座る、イスに腰かける、ベッドやソファで横になるなど、ラクな姿勢で行います。夜に行う場合は、部屋の明かりを消します。音楽や音の出るものはミュートにして、無音状態にします。

みなさんのなかには「夜、なかなか寝つけない」「寝ても疲れが取れない」「朝の目覚めが悪い」という人も多いと思います。ＯＥＣＤ（経済協力開発機構）の２０２１年版の調査によれば、日本人の平均睡眠時間は7時間22分と、統計をとった33カ国のうち最下位。また、さまざまな寝具メーカーによるリサーチ結果を見ると、日本人の約半数が自分の睡眠の質に満足していないようです。

そんな方はぜひ、夜寝る前に「沈黙の瞑想」を行ってみてください。心が穏やかになり、眠りに入りやすくなると思いますよ。

心が静けさを取り戻す、沈黙の瞑想

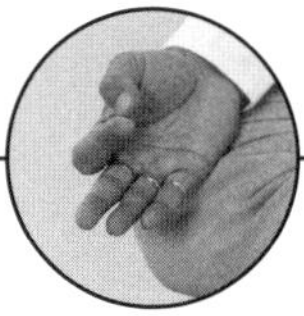

両手とも、親指と人差し指の先をつけて輪を作り残りの3本の指はラクに伸ばして、手のひらを上向きにして、太ももの上に置きます

←

目を閉じて、3回、深い呼吸をします

←

全身の力を抜いて、リラックスしていきます

←

頭の中に考えが浮かんできたら、吐く息とともに流していきます

←

(Point)

- □ 落ち着ける場所でひとりで行う
- □ ラクな姿勢で行う
- □ 夜に行う場合は部屋の明かりを消す
- □ 音の出るものはミュートにする

身体と頭の中、気持ちが落ち着いてきたら
漆黒の夜の空を思い浮かべます

←

上下左右３６０度、真っ黒な空間に包まれている
自分を５～10分間、イメージし続けます

←

瞑想を終えるときは、まぶたを閉じたまま指の輪をとき
両手の手のひらをこすりあわせます

←

温かくなったら、両手のひらを
閉じたまぶたに当てて温かさを感じます

←

手のひらをまぶたからゆっくりと離して
目を開けて、両手のひらを見つめます

この沈黙の瞑想は入門編です
本格的な瞑想を学びたい人は
私のスタジオへどうぞ！
詳細は159ページへ

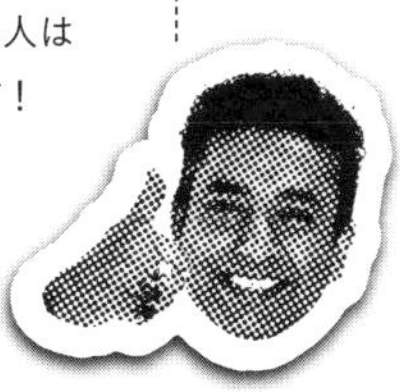

Interview

あの人が
マインドフルネスに
注目する理由

Keyword

ビームスが今後目指すべき方向性に寄り添うもの

Profile

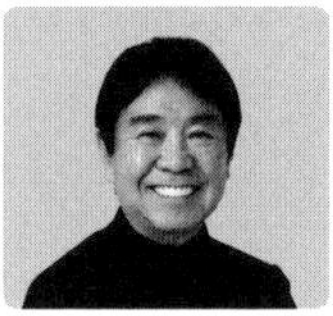

株式会社ビームス
代表取締役
設楽 洋 さん

株式会社ビームス代表取締役。1951年生まれ。75年、電通に入社。勤務する傍ら、76年、父の立ち上げたセレクトショップ「ビームス」に設立メンバーとして参加。83年に電通を退社し、88年にビームスの代表に就任。「タラちゃん」の愛称で親しまれている。

単にモノを売るだけでなく ヒトとコトをつないでいく

ここ数年、サウナで整う、シーシャ（水タバコ）を吸うといったリラクゼーションが短期的なトレンドになっています。時代が大きく切り替わるときは、共通点のある小さなトレンドが複数出てくるもの。僕は、次の時代を表すキーワードとして「チル&ラブ」という言葉を掲げています。

これは単にチルする（＝まったり過ごす）だけでなく、仲間と温かい時間を共有する、心身をデトックスするなど、自分にとっての豊かさを体験するということ。そこには必ずしも金銭的な豊かさは伴いません。

例えば僕だったら、ドレスアップする日もある一方で、Tシャツに短パン、ゴム草履でビーチに寝転がってサンセットを眺める時間が大好きで、これこそが最高に豊かだと思っていたりする。

少し前までは、スーパーブランドに身を包んだインフルエンサーたちにとってこうした価値観は対極でしたが、今では彼らもどんどんこちら側に傾いてきています。

当社は「ハッピーライフ ソリューション カンパニー」として、ハッピーな暮らしのための素材を提供しています。これからの時代は単にモノを売るだけでなく、ヒトとコトをつなぎながら、いろいろなかたちのハッピーに関わっていくのが、目指すべき姿。

近年、伊勢神宮や日光東照宮など、日本各地の世界遺産や観光名所のほとりに「BEAMS JAPAN」の店舗や期間限定ストアをオープンし、現地の自治体や事業者とのコラボレーションを通して、日本の精神性や伝統技の素晴らしさを伝えているのもその一例です。

マインドフルネスや瞑想も、まさに注目している分野。先日もニーマル先生を弊社にお招きし、社員向けに講義と瞑想会を行っていただきました。これからぜひ何かご一緒できたらと考えています。

40年近く瞑想を続けて「仏のタラちゃん」に

実は僕は40年近く、瞑想を続けています。ファッションというスピードが速い業界に身を置き、企業のトップという立場にいると、日々ストレスが溜まります。せめて南の島にいる気分だけでも味わえたらと、大きな太陽を思い浮かべる瞑想を始めました。

効果は実感していますよ。まず、常に大所高所から見られるようになったこと。また、自分の内側に宇宙を感じられるからか、いつも穏やかにいられるようになりました。昔は短気でケンカっ早かったのに、気づいたら「仏のタラちゃん」なんて呼ばれるように（笑）。

僕にとってはビジネスへの活力をはじめ、人生のあらゆる面にプラスの作用をもたらしてくれるもの。この先、デジタル化が進めば進むほど、マインドフルネスや瞑想で本来の自分を取り戻すことは、大切になってくると思いますよ。

僕たちの業界も今後は商品の手触りですらECでも体験できるようになるでしょうけど、唯一、リアルな店舗でしか体験できないのは、人と人とのムダ話。「昨日サーフィンに行ってさ」「え、どこですか？」なんて他愛のない会話から、新たな価値が生まれるかもしれない。そういった〝人肌〟の本当の素晴らしさにも、「気づき」を向けられる人間でありたいですね。

第6章 応用

ビジネスの悩みをマインドフルネスで解決！

悩み 1 自分のスキルに不安がある

悩み 2 収入を増やしたい

悩み 3 やりがいを見いだせない

悩み 4 職場に苦手な人がいる

悩み 5 忙しくて休みが足りない

Chapter 6

Being mindful helps solve business problems

悩み 1

自分のスキルに不安がある

・転職したいけれど、スキルや実績に自信がない
・ニッチな仕事で汎用性がなく、将来が心配
・周りが優秀すぎて、自分が見劣りしている気がする　など

スキルに不安を感じるのは「比べてしまう」から

マインドフルネスについて話す以前に、まず一般的な問題として、スキルに不安を感じてしまう理由は、たったひとつしかないんですね。それは、「自分を何かと比べてしまう」ということです。

身近な同僚や憧れの先輩、さらには、過去に立派な業績を残した先達から将来有望な若手まで、私たち人間は、自分と他人をつい比較してしまうもの。そして「あの人に比べて、自分はこういうところが足りない」とマイナスな感情を抱いたときに、不安が生まれます。

比べる相手は、他人とは限りません。例えば、自分の理想。本当は3時間で終わらせたかった仕事に最終的に4時間かかってしまったとしたら、理想よりもプラス1時間かかってしまったというストレスが、不安を生み出します。

しかも、人間には**「ダメだったときの自分」と何かを比較してしまうという癖**がありま す。「昨日失敗してしまったから、今日も失敗するんじゃないか」「先月はお金が足りなくなったから、今月も足りなくなるかもしれない」など、よりによって、悪いパフォーマンスをしてしまったときの自分と比べてしまうのです。それって、わざわざ自分から不安を大きくしているようなものですよね。

でも、実際のあなたのパフォーマンスはどうでしょうか。四六時中ダメです、なんてことはありますか？　ないですよね。人間、調子がいいときもあれば、悪いときもあるのが普通です。それなのに、ダメだったときの自分にばかり目を向けてしまうから、落ち込むし、悲しくなるし、誰かや何かと比べては、不安な気持ちでいっぱいになってしまう。

反対に、調子がいいときの自分にばかり目を向ける人がいたとします。その人はどうなると思いますか？　自分に自信を持てて、ビジネスで成功できる？

答えはノーです。「あのとき、1位を獲得できた」「業界の権威から賞賛された」など、過去の栄光にすがりついて酔いしれてばかりいる人は、エゴがどんどん大きくなって、自信過剰になったり、他人を見下したりするようになっていきます。そして、遅かれ早かれ落ちぶれていきます。

つまり、自分のダメなときだけを見るのも、調子がいいときだけを見るのも、間違っているのです。

比べている自分に気づき、意識を「今、ここ」へと戻す

では、どうすればいいかというと、ありのままの自分を受け容《い》れて、今の自分にとってのベストを目指すことです。すると、自分のスキルに対する不安はなくなっていきます。

私たちの脳は、比べるのが大好きです。社会のなかで生きている以上、「人は人、自分は自分」と思っていても、つい反射的に他人と自分を比べてしまうことはあるでしょう。

また、自分の外側に比べる対象がいなければ、過去の自分と今の自分を比べて、一喜一憂したりします。つまり、私たちは無意識のうちに比べてしまうのです。

大切なのは、**何かと比べてしまったときに、「あ、自分は今、〇〇と比べているな」と気づくこと**です。比べている自分に気づくことができれば、意識を「今、ここ」へと戻すことができます。そして、「目の前のことにベストを尽くそう」というふうに冷静に集中できるようになります。

比べている自分に気づくことができるようになるには、練習が必要です。日常生活のなかでマインドフルネスに過ごす練習を続ければ、自分のスキルやパフォーマンスへの不安は消えていきます。ぜひ、56ページからの「気づき」の力を高める練習法を試してみてください。

ちなみに、「比べてしまう」という問題に対して、世の中のお悩み相談では「他人と比べるのではなく、過去の自分と今の自分を比べて、自己肯定感を高めよう」といったアドバイスをよく見かけます。私も概《おおむ》ね賛成ですが、この考え方を本当の意味で人生に生かすには、ちょっとしたコツがあります。

こちらについては、146ページからの「悩み③　やりがいを見いだせない」のパートを読んでみてくださいね。

悩み
2

収入を増やしたい

・忙しさはどんどん増しているのに、給料が上がらない
・子育てに費用がかかるので、貯金に不安がある
・老後の生活に備えてお金を増やしておきたい　など

お金は正しく管理すれば、おのずと増える

収入を増やしたいという人の多くは、年収をいくら増やしたいとか、貯金をいくらまで増やしたいといったふうに、目標金額のことを考えがちです。でも、金額のことを考える前に、もっと大切なポイントがあります。

何よりも大事なのは、**あなたが今持っているお金をマネジメントできているのか、それとも、できていないのか、**ということです。

例えば、あなたが大豪邸に住んでいるとしましょう。家が広いと、掃除やメンテナンスに手間がかかります。そのせいで、毎日のように「この部屋の掃除が全然できていないからやらなきゃ。この部屋も散らかったままだから、整理しないと。ここもそろそろメンテナンスしないといけない……」なんて管理に追われているとしたら、それがストレスになります。あなたがマネジメントできるなら、大豪邸に住むのもいいでしょう。でも、マネジメントできないならば、宝の持ち腐れどころか、心にも身体にも悪影響を及ぼしかねません。

知識やビジネスについても、同じことが言えます。たくさんのことを勉強したのに、得た知識をマネジメントできていない。ビジネスを拡大してはみたけれど、マネジメントできていない。だとしたら、それらは全部、あなたの負担になっていきます。

では、お金はどうでしょうか。

お金はマネジメントできないと、どんどん減っていってしまいます。もしもあなたがお金を増やしたいと思うなら、何かに投資したり、どこからか借りたりすることを考えるよりも、ちゃんとマネジメントすることです。

「自然界の法則では、エネルギーはきちんと管理すればおのずと増えていく」とヴェーダ思想では考えられています。お金はまさにエネルギーですよね。きちんと管理さえすれば、自然に増えていくんです。

野菜をイメージしてみてください。野菜を育てて収穫したければ、まずは土を耕すところから始めますよね。土を整えてから、種を蒔いて、その後は水をやったり、雑草を取ったり、肥料をあげたりする。そうやってマネジメントすれば、やがてたくさんの野菜を収穫することができます。

お金も同じこと。収入を増やすには、ひたすら労働時間を増やすか、知識やスキルを身につけるしかないと思っている人も世の中には多いようですが、本来はそういうことではありません。正しくマネジメントすれば、自然に増えていくのがお金です。

お金をマネジメントするコツは、毎月いくら貯蓄するのかを決めておくことです。収入が入ったら、まずはその額を貯蓄し、残ったお金を生活費に充てるようにします。

例えば、月収30万円の人が毎月5万円貯蓄すると決めた場合、残りの25万円で一カ月の生活費をやりくりしなくてはなりません。すると、暮らし方を見直して、ムダな支出を減らすために、あれこれ工夫するようになるでしょう。その結果、着実に貯蓄を増やすことができるうえに、工夫する力が高まって、一日のパフォーマンスが上がっていきます。

つまり、お金をマネジメントすることは、自分自身をマネジメントすることでもあるのです。

セルフマネジメントさえできれば、すべてが好転する

先程もお伝えしたように、「エネルギーはきちんと管理さえすれば増えていく」というのが自然界の法則です。あなたが持っている力も、まさにエネルギー。考える力、感じる力、見る力、行動する力……すべてエネルギーです。

あなたは自分のパワーを正しく使えていますか？　それともムダにしてしまっているで

しょうか。自分のパワーを毎日きちんとセルフマネジメントできれば、あなたのエネルギーは増え、仕事も人間関係もマネジメントできるようになり、収入も増えていくでしょう。

逆に、セルフマネジメントができない人は、金銭面もビジネスもうまくいきません。例えば、朝はギリギリに起きて慌ただしく出かけるのが当たり前の状態だと、仕事もスケジュールがぎっしりで、バタバタしているうちに一日が終わっていきます。余裕がないので、自分のパフォーマンスを十分に発揮することができず、充足感や達成感を得ることはできないでしょう。

また、朝、コーヒーを飲む時間があったとしても、飲みながら仕事のことや別のことを考える癖がついている人は、ビジネスミーティングの間なども余計なことを考えやすいでしょう。すべてが中途半端になり、せっかくの時間をムダに使っていることになります。集中力がないので、学んだことを取り入れて役立てることもできません。

セルフマネジメントできるようになるためのベストな方法は、マインドフルネスの練習を日常的に続けることです。並行して瞑想を実践すると、よりスムーズにセルフマネジメント力が身についていきますよ。

悩み — 3

やりがいを見いだせない

・成果を上げたのに、正当な評価をしてもらえない
・これ以上のキャリアアップが見込めない
・希望の仕事をやらせてもらえない　など

ニンジンをぶら下げて走るのは、リスキーなこと

人間は成長を感じられないと、モチベーションが上がらないものです。「昨日よりも今日はよくなっているな」という感覚があれば、「よし、明日も頑張ろう」とやる気が出るけれど、「昨日もおとといもその前も変わらなかったから、このままいくらやっても結果は同じなんじゃない？」「やってもやらなくても一緒なのでは？」と思うと、モチベーシ

ョンはどんどん下がっていきます。

ただし、ここでちょっと注意深く観察してみてほしいことがあります。あなたにとって、モチベーションの源とは何ですか？　仕事でよい結果を出して、評価を得ることでしょうか。それとも、気の合う仲間や自由に使えるお金が増えることでしょうか。

多くの人は、自分の外側の何かにモチベーションを求めがちです。例えば、給与や賞与、役職、周りからの評価、あるいは、長期休暇やレクリエーションなど。つまり、目の前にニンジンをぶら下げて走っているような状態。ニンジンがないと、みるみるうちにモチベーションが下がってしまいます。

しかも、そのニンジンを管理しているのは自分自身ではありません。上司の気分、会社の事情といった誰かの都合やちょっとしたトラブルなどでいつ奪われてしまうかもわからない、とてもリスキーなものです。そのような不安定なものに、自分のモチベーションを委《ゆだ》ねてしまってよいのでしょうか。

あなたの内側にモチベーションを見つける

本来のモチベーションとは「セルフモチベーション」、つまり、あなたの内側に見いだすものです。昨日よりもイライラせずにいられた、穏やかな自分でいられた、心に静けさを感じられたなど、あなたの心が昨日よりも整い、よりよい自分になっていると感じられることが、未来へのモチベーションとなるのです。

心に喜びや楽しさ、静けさ、集中力を保つことができれば、仮に外側にモチベーションを見つけられなかったとしても、自分自身の内的な成長を実感できるようになり、仕事のパフォーマンスも上がります。

よく、「過去の自分と今の自分を比べて、自分の成長を感じることが新たなモチベーションにつながる」といったアドバイスを見かけます。このときも、成果や評価といった外側のことで比べるのではなく、あなたの心がどのくらい軽くなり、安定したのかを比べてみるほうがよいでしょう。

日常にマインドフルネスや瞑想を取り入れている人は、毎日、昨日よりもよくなっている自分に気づきます。人間は本来、年を重ねれば重ねるほど賢くなっていく生き物です。肉体は加齢とともに衰えていきますが、精神はいくつになっても成長し続けます。
自分自身の心のあり方を通して、その事実に気づくことさえできれば、セルフモチベーションを一生キープすることができるのです。

悩み 4

職場に苦手な人がいる

・日によって態度が違う人がいて、気を遣うので疲れる
・仕事ができないくせに、いいとこ取りをしようとする人がいる
・上司の言葉や言い方がきつく、いちいち傷つく　など

相手に期待するのは、あなたの時間のムダ

人間それぞれ、自分の性質というものを持っています。自分のエゴや欲求を上手にコン

トロールできる人もいれば、周りに対して残念な態度や言動を取ってばかりの人もいます。後者のタイプの人とつき合うのはしんどいかもしれませんが、だからといって、「なんでこの人はいつもこうなんだろう」とモヤモヤしたり、「相手の悪いところをどうにか変えられないかな」と期待したりするのは、あなたの時間をムダに使っているのと同じ。対策としては、相手を受け容れるしかないのです。

もちろん、相手が抱えている問題の内容やあなたとの関係性によっては、アドバイスをしたり、勉強してもらったりすることで、相手に直してもらえる可能性もあるかもしれません。でも、あなたの力ではどうにもならないのであれば、相手を受け容れるしかありません。

苦手な相手を受け容れるには、辛抱強さが必要です。忍耐力や寛容さといったものは、瞑想によって身についていきます。

瞑想も、マインドフルネスと同じように、時間をかけて練習しながら体得していくもの。1日やればOK、1週間やれば身につく、といった類のものではなく、それなりに時間がかかります。ですが、**瞑想を続けることで得られる忍耐力や寛容さは、本当に価値がある**

ものです。一生あなたの役に立つ宝物になります。

私としては、瞑想にもぜひチャレンジしていただきたいのですが、ここでは、人間関係をよくするために、もう少し簡単に取り組める練習法もご紹介しておきますね。

穏やかなスマイルを浮かべる練習が効果的

日本には「他人は自分を映す鏡」という教訓があります。

この言葉は、まさにそのとおり。本当に素晴らしいのですが、問題は、みんな口ではそう言うわりに、誰もその教訓を実践していないこと(笑)。「人の振り見て我が振り直せ」に、ちっともなっていないんですね。もしもあなたが、職場の苦手な人との関係をはじめ、人間関係全般をもっとよくしたいと思うなら、この教訓を実践していただきたいです。

では、具体的にどうするのかをお教えしましょう。

私たちは一日のなかで、たくさんの人の顔を見ますよね。仕事先や家の中、街を歩いているときに、知っている人、知らない人を問わず、数多くの顔に出会っています。顔はその人の心や感情を表すので、笑みを浮かべている人もいれば、泣きそうな顔をしている人、シリアスな表情をしている人もいるでしょう。

そういった人たちの顔を、自分の表情を映している鏡だと思って、毎日ちゃんと見てほしいんです。そして、笑顔の人がいれば、自分もニッコリ微笑んでみる。逆に、悲しそうな人やイライラした顔の人がいたら、「私ももしかしたら同じような表情をしているときがあるかも」と気づいて、ニコッとしてみる。

つまり、ポジティブなことは真似《まね》して、ネガティブなことには気づいてポジティブに変えていく。それが、「他人は自分を映す鏡」という言葉の持つ本来の教えです。これを、1カ月くらい心がけてみてください。

一日24時間、寝ている間を除いて、**自分の顔にナチュラルな微笑みや喜びのフィーリングを浮かべることができるようになると、脳が活性化**します。すると、身体もラクになりますし、仕事の生産性も上がっていきます。それまで難しかった人間関係にも、必ずや変化が表れますよ。ぜひ、ご自身で実際に試してみてくださいね。

悩み 5

忙しくて休みが足りない

・やることが多すぎて、休日返上で働くしかない
・夜中や休日も次々と届くメールに対応せざるを得ない
・慢性的な人手不足で、2人分の仕事をこなしている　など

誰かに仕事を任せて、自分はやるべきことに集中する

これはとても大切な話なのですが、せっかくの休みの日なのに仕事のことを考えて過ごしたり、誰かに気を遣って有給休暇を取れなかったりするのは、あなたが時間をムダにしている証拠です。働くときは集中して働き、休むときはしっかり休む。そのほうが、効率も生産性も上がることは明白ですよね。

それなのに、日本にはタイムマネジメントをできていない人が多いんです。なかには、部下の仕事のやり方が気になって余計な口を出したり、仲間に仕事を任せられず、全部を自分で抱えようとしたりするせいで、仕事を時間外や休日に持ち越してしまう、なんて人もいるでしょう。

でも、**組織の上のほうに立つ人間であればあるほど、誰かに仕事を任せる必要があります。**なぜなら、自分の仕事量を減らしていかなければ大きな組織を率いることはできませんし、いつまでたっても部下が育たないからです。

これはたとえ話ですが、車を運転する人って、おのおのこだわりのポイントがあるものですよね。駐車するときはこうするとうまくいくとか、こういう道を走るのが好きとか。

仮にあなたが車での移動中、自分の仕事を片づけるために、後部座席で作業をし、運転を部下に任せていたとします。最初は部下に対して「運転してくれてありがとう」という気持ちを抱いたことでしょう。

ところが、だんだん時間が経つと、自分の運転の仕方との違いが気になり始めます。「さっきの交差点を曲がったほうがよかったんじゃない？」「ああ、この道は思ったとおり渋滞！」「このタイミングでブレーキ踏む？」など、多かれ少なかれ不満が出てくるものです。「こんなことなら、自分で運転すればよかった……」と思うかもしれません。

では、部下の代わりにあなたが運転をするべきなのかというと、そうではありません。なぜかというと、もしもあなたが運転してしまったら、その時間に済ませるはずだったあなたの仕事はどうなるのでしょうか。

たとえ部下の運転が下手だったとしても、その事実を受け容れて、任せる。そして、あなたは自分がやるべきことに集中する。これが、タイムマネジメントをするということです。

おわりに

「他人は変えられないけれど、自分は変えられる」という言葉があります。

他人の気持ちを自分が変えることはできないように、私たち人間は、自分の外側に存在するものを変えることはできません。台風の進路を変えることはできないし、雨を降らせることもできません。

ビジネスの面であれば、新しい製品やサービスは常に世界中のどこかで誕生し続けています。仮にそれらが、あなたのビジネスにとって強力なライバルとなり得るものであっても、だからといって、それを止めることはできません。

世の中はこの先も加速度的に変化していくことが予想されます。その目まぐるしく、自分ひとりの力ではどうすることもできない変化に、私たちはどう対応していったらよいのでしょうか。

まずは、その変化を必要以上に恐れないこと。そして、自分を整えていくことです。

恐れが過剰になると、どんどん身動きが取れなくなってしまいます。いつ天災が起こるかわからないからといって、出かけるときに必ず折り畳み傘とレインコートと懐中電灯と非常食をカバンに入れ、さらに、まとまった現金やパスポートまで持ち歩くようなもの。「万が一、何かあったらどうしよう」という過剰な恐れは、執着や依存へとつながっていきます。そこからは、ポジティブなものは生まれません。

大切なのは、何かが起こったときに変化に対応できるように、自分を整えておくことです。それには、「気づき」の力を高めておく必要があります。

例えば、遠くに黒い雲が見えて、急に冷たい風が吹いてきたとします。そのときに「そろそろゲリラ豪雨が来るかもしれない」と気づくことができれば、たとえ傘を持っていなくても、雨を避けられる場所に移動し、濡《ぬ》れるのを防ぐことができます。

ビジネスも同じこと。今、世の中で何が起きているのかに気づいて、自分で対応できる力を身につけることが肝心です。

ビジネスを続けていると、景気の悪化や突然の人手不足、金銭トラブルなど、思いがけないことが起こります。そのつど、「相手をどうするか」ではなく「自分はどうするか」

という視点で、フレキシブルに対応していかなくてはなりません。

そのために役立つのがマインドフルネスであるということは、この本をここまで読んでくださったあなたには、十分に理解していただけたかと思います。

動物は与えられた環境で生きるしかありません。自らに適さない環境に身を置くことになれば、たちまち命が途絶えてしまいます。

一方、人間はマイナス45度の極寒の場所でも、プラス45度の猛暑の場所でも、生き延びる術を生み出しました。そして、高い山の頂上や深い海の底、ついには宇宙にまで出かけていくようになりました。こうしたチャレンジを達成できたのは、「気づき」の力の賜物と言えるでしょう。

あなたもぜひ、あなた自身の力で、あなたにしかできないことを成し遂げていただけたらと思います。この本を通して得た学びが、あなたにとって大きなサポートになることを願っています。

ニーマル・ラージ・ギャワリ

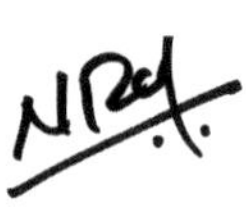

著者プロフィール

Nirmal Raj Gyawali
(ニーマル・ラージ・ギャワリ)

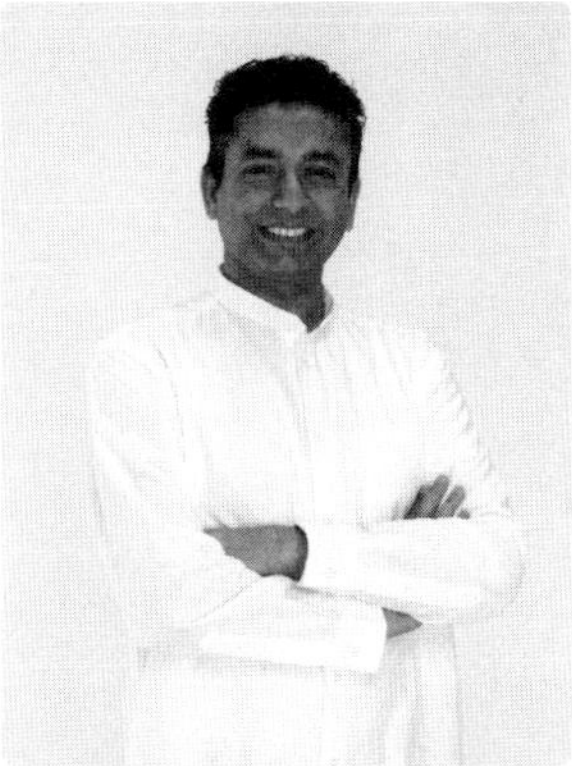

ネパール出身。9歳の頃から祖父が創立したアローギャ・アシュラムでヨガの研鑽を積む。15歳よりネパール王族やエスタブリッシュメントの人々へのヨガの指導を開始。ハタヨガメディテーションとアーユルヴェーダを学び、22歳で博士号を取得。世界20カ国で主にセレブリティやトップエグゼクティブを対象にヨガメディテーションを教える。2003年に来日し、RYT500認定講師として本質的なヨガメディテーションティーチャーを100名以上輩出。2019年、メディテーションテックベンチャーのスワル株式会社を設立。ビジネスパーソン向けの瞑想講座も開催中。主な著書に『黒感情が消える ニーマル10分瞑想』(小学館刊)がある。

ニーマルメソッド®の瞑想を体験するには…

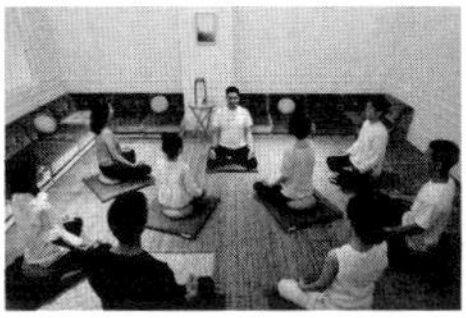
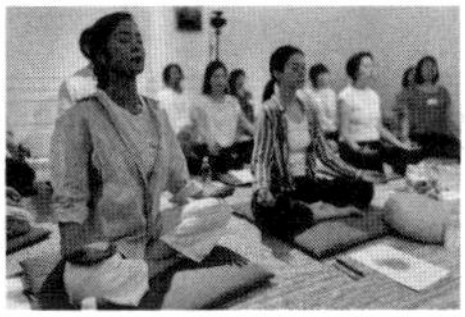

東京・広尾の瞑想ラウンジ「スワル」では、
毎週月曜・木曜の夜に著者本人がガイドを務める瞑想クラスを開催(2023年9月現在)。
対面(有料・要予約)でもオンライン(有料)でも受講できる。
本格的に学びたい人向けの基礎から学べる集中講座もある。

HP: https://www.suwaru.co.jp/ Instagram: @suwaru_meditation

※本書で紹介している内容は、医療行為に代わるものではありません。現在通院中の方は、担当医にご相談ください。
※マインドフルネスの効果には個人差があります。
※本書の掲載内容はすべて2023年9月時点の情報です。

エグゼクティブが実践する
ニーマルメソッド®
心が整うマインドフルネス入門

2023年9月18日　初版第一刷発行

著者　ニーマル・ラージ・ギャワリ
発行人　大澤竜二
発行所　株式会社小学館　〒101-8001 東京都千代田区一ツ橋 2-3-1
編集　03-3230-5905
販売　03-5281-3555
印刷所　萩原印刷株式会社
製本所　株式会社若林製本工場

撮影　五十嵐美弥（ニーマル氏）、吉澤士郎（115 ページ）
構成　志村香織
ブックデザイン　島村季之、櫻井真優、松田天樹（Hd LAB Inc.）
イラスト　山内庸資
協力　河原美幸、Kyoko、suwaru（スワル株式会社）

制作　尾崎弘樹
販売　根來大策
宣伝　阿部慶輔
校閲　小学館出版クォリティーセンター、小学館クリエイティブ
編集　長竹俊治

ISBN978-4-09-311547-6